PURU PURU TRAINING

一瞬で体がポカポカになる、
ふるえトレーニング

ぷるトレ

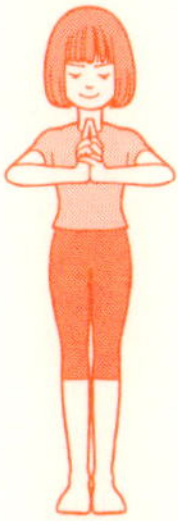

高林孝光

飛鳥新社

ぷるトレ

一瞬で体がポカポカになる、ふるえトレーニング

はじめに

体を温めれば病気や不調が治る――

健康に関心のあるみなさんにとっては、これはもはや〝当たり前すぎる〟くらいの常識でしょう。

体温が低くなると、血流は悪くなるし、内臓の働きも悪くなるし、体の免疫力も落ちて、いろんな不調や病気に見舞われやすくなります。それに、低体温だとがん細胞が勢いづきやすくなるので、がん発症のリスクも大きく高まります。一方、日頃から体を温めるようにしていれば、こういった病気や不調を防いで、体を調子よくキープしていくことができるのです。

だから、みなさんの中にも、あの手この手で体を温めようとしている人が少なくないはず。きっと、食べ物を工夫したり、入浴を工夫したり、カイロを貼ったり、湯たんぽを使ったりして〝少しでも体を温めよう〟〝少しでも冷えを撃退しよう〟とがんばっている人が多いのではないでしょうか。

しかし――

そんな方にお聞きしますが、**そうやって体を温めることで、みなさんはちゃんと健康を手に入れることができましたか？**

ひょっとして〝がんばっているのにいまひとつ効果が感じられない〟〝なかなか冷え症体質が改善されない〟〝低体温状態が一向に変わらない〟なんていう事態に陥ってはいないでしょうか。

じつは、このように「体を温めなきゃならないのは分かっているのだけど、なかなか体が温まってこない」という悩みを抱えている人はとても多いのです。なんとか温めようとがんばっているのに、いったいどうして冷えや低体温が解消されないのか、みなさんはその理由が分かりますか？

その理由は、「体の中から熱を生み出す力」が落ちているからです。

そもそも、わたしたちの体には、日々エネルギッシュに活動をするための「熱」を生み出す力が備わっています。言わば、体の内側から自力で熱を生み出している「産熱機能」。ところが、現代人にはこの産熱機能を低下させてしまっている人がとても多いのです。とりわけ、常日頃から低体温や冷え症状に悩まされているような人には、産熱機能が「異常」というくらいの低レベルにまで落ち込んでしまっているケースが少なくありません。

そして、このように「体の中から熱を生み出す力」が落ちていると、いくら〝外側から〟体を温めたとしても、低体温や冷え症状がほとんど改善されないようになってしまうのです。

すなわち、入浴をしたり、厚着をしたり、カイロを貼ったりして、〝外から体を温めよう〟とがんばっていても、「内側から熱を生む力」が弱ってしまっているから、一向に体が温まってこないのだということ。だから、こういう方々は、**「外側から体を温める方法」に頼ってばかりではなく、発想をガラッと変えて「内側から熱を生む力」を高めていかなくてはならない**のです。

もちろん、体を温める手段として、お風呂に入ったり厚着をしたりカイロを貼ったりすることも悪くはないし、こうしたことを実践する習慣を否定するわけではありません。ただ、低体温や冷えの問題を根本から解決するには、これらを実践しているだけでは「全然足りなかった」というわけです。

私は、東京の足立区において「アスリートゴリラ」という治療院を開いていて、院長として日々多くの患者さんに接しています。当院には、腰痛や肩・ひざのトラブルを抱えている方々のほか、冷え症状や低体温に悩まされている方々も数多くいらっしゃいます。もともと、腰、肩、ひざを悪くしてしまう原因には体の冷えが関係しているケースが少なくないため、私は、関節や筋肉、神経などの痛みを治療するのと並行して、患者さんの冷えや低体温の相談に乗っていました。そうした評判が口コミで広まって、だんだん冷えや低体温の解消を目的に来院される方々が増えてくるようになったのです。

そうした中で痛感させられたのは、かなり深刻なレベルで冷えや低体温に悩まされている方々が増えているということです。いまの世の中では「体を冷やしてはいけませんよ」「体を温めたほうがいいですよ」という情報がネットやテレビを通じて大量に流されています。みなさん、そういう情報のことはよく知っているし、体を温めなきゃという意識もちゃんと持って日々行動している。それにもかかわらず、冷えや低体温からまったく抜け出ることができないまま、みすみす不調や病気をこじらせて喘《あえ》いでいるんですね。

どうしてこんな状態に陥ってしまうのか。

それは、「体を温める方法」をみんな根本的に間違っているからです。

先ほども述べたように、「体の中から熱を生み出す力」が落ちていると、いくら外側から温めても冷えや低体温は改善されません。根本的に問題を解決するには「内側から熱を生む力」を高めていかなくてはならないのです。

でも、残念ながら、ほとんどの人は「外側から温めるだけでは足りないんだよ」ということも分かっていないし、「どうすれば内側から熱を生む力を高められるのか」ということも分かっていません。それで、結局は冷えや低体温を治らないまま放置してしまっているわけです。


しかし、みなさん、「体の中から熱を生み出す力」は、わりと簡単に高めることができるのです。

そして、そのコツをつかんで「熱」を生み出していけば、冷えや低体温に別れを告げて、「いつもポカポカしている快適な体」「不調や病気知らずの健康な体」を手に入れることができるのです。

私は、このように体の中から熱を生み出して健康になっていく力を**「発熱力」**と呼んでいます。

「発熱」というと、風邪やインフルエンザに罹《かか》って熱を出したときの苦しさを思い出して、ネガティブなイメージに捉えてしまう人もいるかもしれませんが、この発熱力は違います。後ほどくわしくご説明しますが、発熱力はわたしたち人間が生命活動を引き上げていくのに必要不可欠の力。普段から積極的に高めていくべきポジティブな力なのです。

では、いったいどうすれば、発熱力を高められるのでしょうか。いったいどうすれば、体の産熱機能を引き上げて、冷えや低体温の悩みに別れを告げられるようになるのでしょうか。

この本ではこれから、こうした点をわかりやすく解説していくつもりです。ぜひみなさん、これから本書で述べる内容を実践して、体を内側から変えていくようにしてください。

言わずもがなではありますが、「冷えは万病のもと」です。

冷えや低体温を放置していたら、不調や病気はどんどんのさばってくるばかり。**腰痛や肩こりも、胃腸の不調も、便秘も、不眠も、むくみも、肌荒れも、さまざまな内臓の病気も、それに、がん細胞の増殖も、みんな体の冷えが影響しているのです。**でも、本書で述べるトレーニングや習慣を実践して発熱力を鍛えていけば、これまでみなさんを悩ませ続けてきた冷えた体は、生まれ変わったようにポカポカなものに変わっていくことでしょう。もちろん、みなさんを悩ませ続けてきた数々の不調もグッとラクになっていくことでしょう。

ですから、これを機会に、冷えや低体温とすっぱりと縁を切って、不調や病気に悩まされないで済む体をつくっていくようにしてください。

さあ、みなさん、「熱」にはわたしたちの体を根底からよみがえらせる力があるのです。「熱」にはわたしたちが元気を取り戻していくために欠かせない活力パワーが宿っているのです。

体の中からしっかり「熱」を生み出して、そのパワーを存分に引き出していきましょう。そして、体の中から健康に生まれ変わっていきましょう。

ぷるトレ
もくじ

第1章 あなたの不調は「発熱力」の低下が原因だった！

第2章
「ふるえ」を利用すれば、ポカポカの体に生まれ変わる!

第3章
「ぷるトレ」で体温を上げれば病気にならない!

第4章

毎日の生活のちょっとした工夫で「熱活」を行なう10のコツ

第5章
熱を生み出せる体になれば、寿命が延びる! 人生が変わる!

第1章

あなたの不調は「発熱力」の低下が原因だった!

人は「熱」をどれだけ生み出せるかで強くもなれば弱くもなる

最初にクエスチョンです。

みなさんは、日々の元気や活力を生み出して健康に生きていくために、いちばん大切にしなくてはならないものは何だと思いますか？

きっと、いろいろな答えがあることでしょう。食べ物だとか、睡眠だとか、仕事のやりがいだとかと答える人もいるかもしれません。もっとも、「いちばん大切にしなくてはならないこと」をひとつだけ答えるとなると、迷ってしまう人も多いのではないでしょうか。

しかし、私は自信を持って答えることができます。

人が健康のためにいちばん大切にしなくてはならないこと。それは「熱」を生み出すことです。

わたしたち人間は、熱を生み出すことによって日々の生命活動を営んでいます。そして、わたしたちの体の健康度は、この熱をどれだけしっかりと生み出しているかによって決まってくるのです。

分かりやすく言えば、熱を生み出す力が弱い人は、ひ弱で元気がなく、不調や病気に悩まされやすくなる。一方、熱を生み出す力が強い人は、丈夫で元気があり、病気知らずの健康体をキープしていくことができる。そういうふうに、「熱」によって病気になるかならないか、健康になれるかなれないかが決まってくると言っても過言ではないのです。

また、熱を生み出す力が強いか弱いかの傾向が、もっとも端的に表われるのが体温です。すなわち、平熱が低い人は熱を生み出す力が弱く、平熱が高い人は熱を生み出す力が強いのだということ。だから、日頃から低体温で冷え症状に悩まされているような方々は、熱を生み出す力が弱ってきている可能性大。心当たりのある方は、熱を生み出す力をつけるようにしていかなくてはなりません。

ただ、おそらくみなさんの中には疑問をお持ちの方もいらっしゃることでしょう。きっと、その疑問は「冷えや低体温に悩まされるのは、生まれながらに決まっている〝体質〟で、そう簡単には変えられないんじゃないの？」ということなのではないでしょうか。

でも、それは大きな間違いなのです。

ここではっきり申し上げておきましょう。**熱を生み出す力は、誰にでも備わっているもの**であり、その力が強いか弱いかは、体の中の産熱機能をどれだけ効率的に使いこなせているかによって決まってきます。「生まれながらの体質」はほとんど関係ありません。

要するに、これまで熱を十分に生み出してこれなかった低体温の人は、「自分の中の産熱機能」を十分に活用することができていなかったというだけの話。ですから、その「自分の中の産熱機能」をしっかりと目覚めさせれば、冷えや低体温から脱出し、熱を生み出す力を引き上げて「丈夫で元気な体」「病気知らずの体」に変わっていくことができるのです。

「はじめに」のところでも述べましたが、私はこうした産熱機能を引き上げて健康に変わっていく力を**「発熱力」**と呼んでいます。

みなさん、人は熱によって強くもなれば弱くもなるのです。発熱力をどれだけ高められるかによって、病気になるかならないか、健康になれるかなれないかが大きく変わってくるのです。

繰り返しますが、「熱」はわたしたち人間が健康に生きていくために「いちばん大切にしなくてはならないもの」。ぜひ、その力を引き上げて、「熱」のパワーによって不調や病気知らずの体をつくり上げていくようにしましょう。

熱は「悪者」ではなく「正義の味方」だった！

ところで、みなさんは「発熱」という言葉にどんなイメージを持っているでしょうか。

たぶん、「風邪を引いて熱を出した」「朝から体調が悪く、どうも熱っぽい」「インフルエンザで40度の高熱にうなされた」といったように、悪いイメージで捉えている人がほとんどなのではないでしょうか。きっと、「熱がある→たいへんだ、風邪を引いたかもしれない→すぐにクスリを飲んで熱を下げなきゃ」といった考え方や行動が染みついている人も多いかもしれません。

しかし、こうした対応は必ずしも正しいとは言えません。

そもそも熱が出るのは、体を病気から守るための防御反応なのです。これについて、簡単に説明しておきましょう。

まず、風邪を引くと、なぜ熱が出るのか。

風邪などのウイルスや菌が体内に侵入すると、免疫細胞が脳に向けて伝達物質を出し、緊急事態を知らせます。すると、知らせを受け取った視床下部の体温中枢が「体温を上げなさい」という指令を出し、血管を収縮させたり、汗腺を閉じたり、寒気で筋肉をふるえさせたりして、体内の産熱量を増加させます。これによって熱が出て体温が上がるわけですね。

そして、この発熱がウイルスや菌をやっつけるのにたいへん有利な状況をもたらしてくれるのです。なぜなら、ウイルスや菌などの有害物は低温のほうが繁殖しやすく、発熱して体温が高くなると増殖が抑えられるという特徴があるから。また、これとは逆に、白血球などの免疫細胞は、発熱して体温が上がるほうが活発に活動するようになるのです。すなわち、発熱によってウイルスや菌たちは弱ってきて、白血球などの免疫細胞はパワーアップしてくるようになる。これにより免疫細胞は有利な状況に立ち、発熱パワーで一斉攻撃をしかけ、ウイルスや菌などの侵入者をやっつけることができるようになるわけです。

つまり、**わたしたちは熱を出すおかげでウイルスや菌を撃退することができているのだということ。** もっと言えば、**熱こそがわたしたちを風邪などの病気から守ってくれているる**と言ってもいいでしょう。

このため、最近では「風邪を引いて熱が出ても、解熱剤で熱を下げないほうがいい」とされるようになってきています。安易に熱を下げてしまうと、ウイルスや菌を増強させ、白血球などの免疫細胞のパワーを落とさせることになり、かえって風邪の症状を長引かせることになりかねないというわけです。

もちろん、解熱剤を使うか使わないかはケース・バイ・ケースであり、あまりの高熱が長期にわたって続くような場合には、体力の消耗を避けるために解熱剤で熱を下げたほうがいいケースもあります。それに、熱中症で高熱が出た場合など、なかには一刻も早く熱を下げなくてはならないケースもあります。

しかし、ちょっと風邪を引いて少し熱が出たくらいで、すぐに解熱剤を飲んでしまうのは、間違いなく逆効果というものでしょう。熱が出るのは、体内の免疫細胞ががんばって病気と闘ってくれているという証拠。そういうときは「せっかく発熱パワーが注入されているんだから、この際、しっかり熱を出して早く風邪を撃退してしまおう」というくらいに考えるほうがいいのです。

とにかくみなさん、「熱」はわたしたち人間が病気や不調を乗り越えるパワーの源泉なのです。決して〝病気をもたらす悪者〟ではありません。これまではずっと〝敵キャラ〟イメージで捉えられてきたわけですが、私などは逆に、「熱こそはわたしたちの体を病気から守ってくれる〝正義の味方〟」だと思っています。

ですから、わたしたちは発熱力を引き上げて、体内の〝正義の味方〟の力をアップさせていくべきなのです。その力がついていてくれれば、病気や不調から体を守るパワーが底上げされて、病気知らず、不調知らずの健康体になっていくはず。発熱力には、そういうパワーが秘められているのです。

「熱」は体の健康を守る正義の味方

熱の力が弱いとウイルスなどの悪がはびこる。

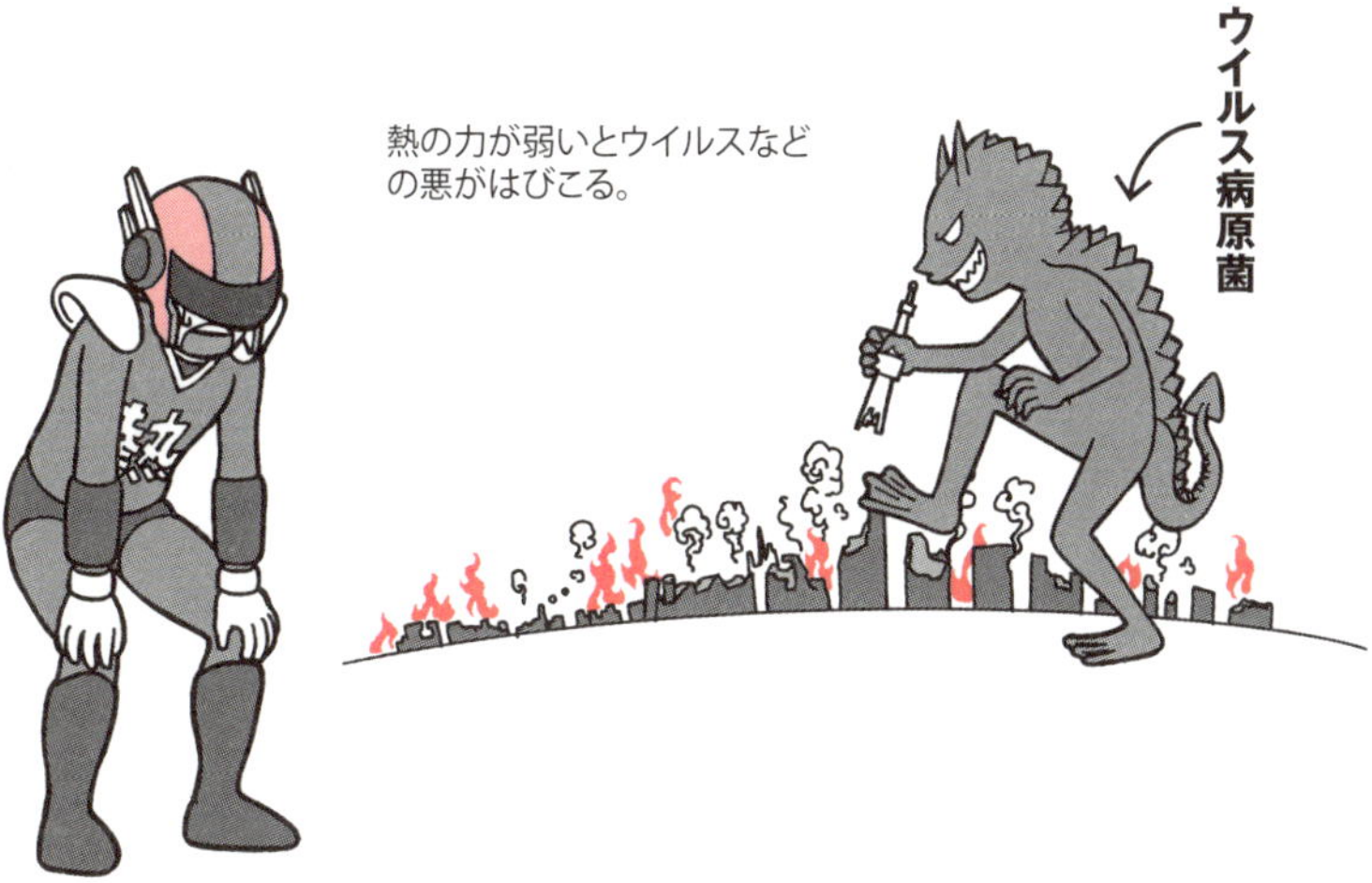

熱は正義の味方。熱の力が強ければ病気を撃退することができる。

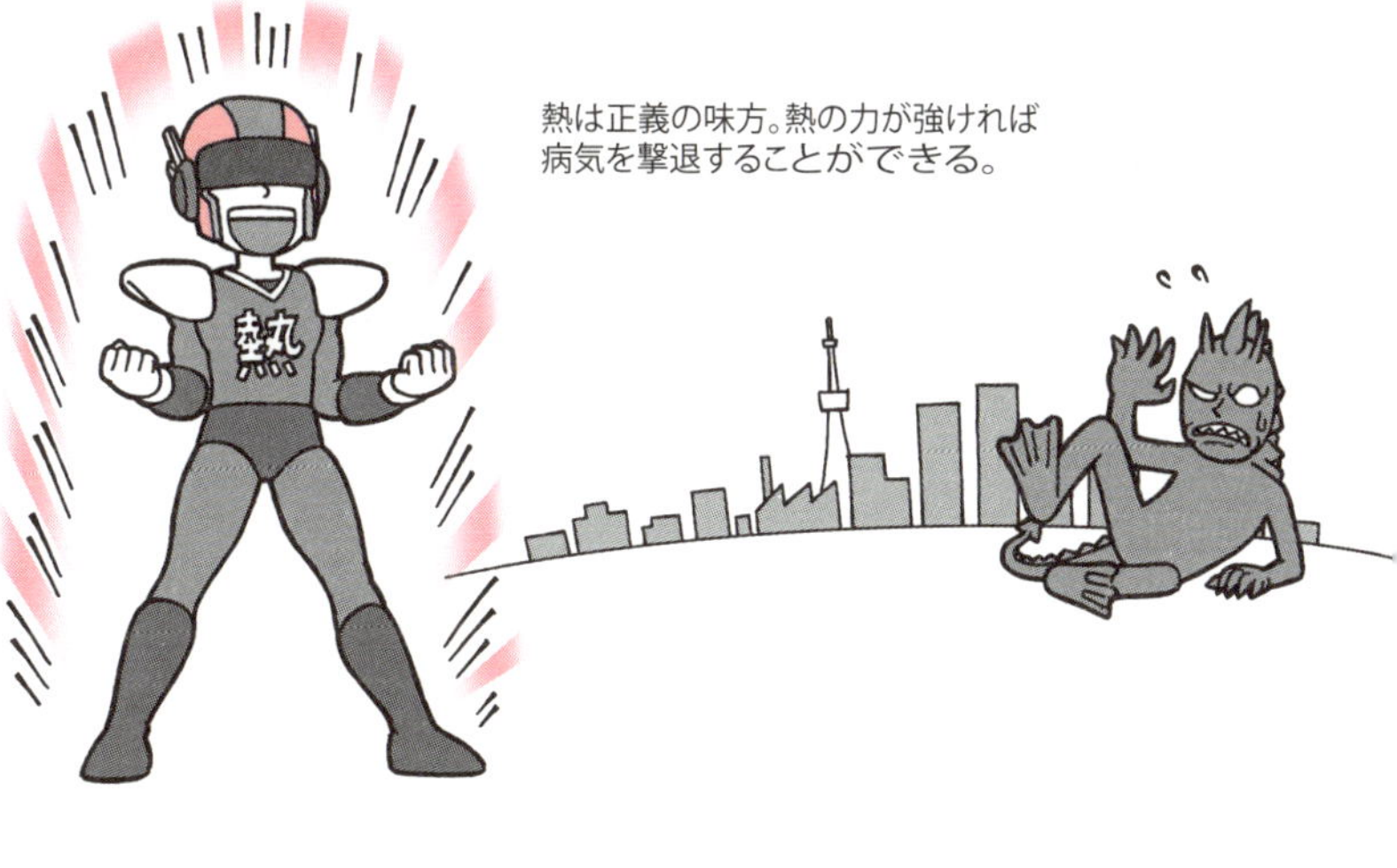

日本人の8割は発熱力を低下させてしまっている！

ところが、近年、日本人の発熱力はすっかり低下してしまっています。

低体温や冷えに悩む人が多いのがその証拠です。

近頃は、低体温のもたらす弊害がだいぶ知られるようになってきました。体温が35度前後に下がるとがん細胞の活動が一気に活発になるといった話をはじめ、低体温だとさまざまな不調や病気のリスクが高くなることは多くのメディアでしょっちゅう取り上げられています。また、こうした情報を受け止めて、入浴や食事を工夫したり、厚着をしたり、カイロを貼ったり、五本指靴下を履いたりして低体温や冷えの防止に努める人も増えてきました。

しかし、それでも一向に低体温が解消されないのです。

「はじめに」のところでも述べたように、体の中から熱を生み出す力がすっかり落ちてしまっているために、外側から温めただけでは低体温が解消されない状態に陥っているわけですね。

ここで体温について述べておくと、日本人の場合、平熱が36・5度前後で、37度を超えると「熱がある」とされています。

ただ、これは国際標準から見るとかなり低いほうなのです。欧米諸国をはじめ、世界の国々では37度前後が平熱とされていて、37・5度や38度になってようやく「熱がある」と見なされるのが普通です。また、**平熱が37度前後という状態は、エネルギーの代謝やホルモン・酵素の生成などの体内活動が効率よく進む状態であり、生化学的に見ても、人がもっとも快適に生命活動を行なえる状態**だとされているのです。つまり、36・5度前後という日本人の平熱は、国際的に見ても科学的に見ても「普通より低め」だということになります。

しかも、最近、**日本人の平熱はさらに下がり続けている**のです。

30年前、20年前あたりまでは、平熱が36度台に届かない人はかなり少ないほうだったのですが、いまでは平熱35度台の人がザラにいます。35度台後半の人はめずらしくもありませんし、なかには35度台前半という人もいらっしゃいます。きっとみなさんの中にも、平熱が35度台で「低体温」のレッテルを貼られている方が少なくないのではないでしょうか。

それに、ひと昔前は低体温や冷えに悩まされるのは女性や高齢者と相場が決まっていたものなのですが、近頃は若い男性や中年男性にも体の冷えを訴える人が増えてきましたし、子どもにも平熱が36度台に届かない低体温児童が増えてきています。**本当に、低体温や冷えの傾向は、老若男女すべての日本人に広がりつつあると言っていい**でしょう。

すなわち、いまの日本では、みんながみんな発熱力を低下させてしまっているような状況になっているのです。私は、程度の差はあるものの、発熱力を低下させてしまっている日本人は8割方に上ると見ています。

言わば、国民の多くが発熱力の低下から熱不足に陥っていて、もはや日本は〝冷えや不調と縁の切れない「低体温大国」「冷え大国」〟になってしまっているわけです。

夏も冬も「冷えているのが普通」の状態になっていませんか？

しかも、現代の日本では、冷えや低体温などの不調を訴えるのに「季節」が関係なくなってきました。

昔は、冷えの悩みを訴えるのはほとんど「冬の寒い季節だけ」に限定されていました。ところがいまは、冬であろうが夏であろうが関係ありません。蒸し暑い季節はどこへ行ってもエアコンがガンガンに利いていて、「涼しい」を通り越して「寒い」と感じるような環境で過ごすことが多くなりました。きっと、みなさんの中にも**「夏になると、いつも冷房風で体が冷えて、決まって体調不良に悩まされるようになる」**という方がいらっしゃるのではないでしょうか。

ご存じの方も多いと思いますが、夏、「暑い屋外」と「寒い室内」とを頻繁に出入りしていると、外気温に合わせて体温を調整する役割を果たしている自律神経がダメージを受けて疲弊してしまうことになります。また、こうした自律神経の疲弊を放っていると、「気温変化に合わせて体温をコントロールする対応力」がすっかり低下してしまうことが多いのです。

さらに、こうした自律神経の対応力が低下すると、急な気温変化に体がついていけなくなり、秋、気温がグッと下がって寒くなる時期や、春、暖かい日と寒い日が交互に繰り返される時期などにてきめんに体調を崩しやすくなります。もちろん、冬の寒さが厳しい時期にも、気温低下に体がスムーズに対応することができず、よりいっそう冷えの影響を受けやすくなります。

つまり、こういった対応力低下により、**春夏秋冬の季節に関係なく、いつも冷えや低体温に悩まされているような人が多くなってきた**のです。おそらく、みなさんの中にも、季節に関係なく、年がら年中体の冷えから来る不調に悩まされている人が少なくないのではないでしょうか。

そして、このように年中冷えを感じている人には、いつしか「冷えているのが普通」「いつも体温が低くて体が冷たいのが当たり前」といった状態になっていってしまうケースが多いのです。

若い女性の中には35度台の低体温で普段から冷えに悩まされていたとしても、〝え？それのどこがいけないの？〟〝それが普通でしょ〟といった顔をしている人も少なくありません。要するに、「体が冷える」という状態があまりに日常的になりすぎて、すっかり感覚が麻痺してしまっているんですね。

しかしみなさん、これはとても「異常なこと」であり、とても「怖いこと」なのです。

「冷えているのが普通」のような状態は、体の発熱力が大きく低下してしまっているという証拠。体の中から熱を生み出す力が落ちているために、すでに外側から温めただけではなかなか体が温まらないような状態になってしまっています。このような状態を放っていれば、次から次に多くの不調や病気に見舞われて、体がどんどん老い衰えていってしまいかねません。

先ほど、**「熱は体を守ってくれる〝正義の味方〟のような存在だ」**と申し上げましたが、その〝正義の味方〟のパワーが落ちてくると、病気や不調などの〝悪〟から体を守る力もどんどん落ちていってしまうことになります。そして、がん細胞を活発にしてしまったり、免疫力を低下させてしまったりして、病気や不調などの〝悪〟をどんどんはびこらせていってしまうようになるのです。

女性と高齢者がとくに冷えやすくなる理由

では、いったいどうして、わたしたちの発熱力はこんなにも低下してしまったのでしょう。「低体温の冷えた体」「熱を上げられない体」になってしまった理由は、いったい何なのでしょうか。

これには、いろいろな要因が複合的に影響していると考えられます。

冷たい食べ物や飲み物ばかり摂っていることが影響している可能性もありますし、体が冷えやすい場所で仕事などを行なっているのが影響している可能性もあります。また、ストレスをためこんでいて血行を悪くしているのが影響している可能性もあるでしょう。

ただ、こうしたさまざまな要因がある中でも、発熱力の低下にとりわけ大きく影響している問題があります。

それは、**「筋肉がちゃんと使われていない」ということ**です。

どうして筋肉がちゃんと使われていないと、発熱力が低下してしまうのか。ここは少しくわしく説明しておくことにしましょう。

わたしたちの筋肉は、日々体を動かしている以外にも、代謝を維持したりホルモンを分泌したりとさまざまな役割を果たしています。そして、「体内で熱を生み出す」というのも、筋肉の大切な仕事のひとつなのです。

筋肉は、体の熱エネルギーを生み出している「工場」のような存在だと言っていいでしょう。

この筋肉という工場にはＡＴＰ（アデノシン三リン酸）という熱エネルギー生産ラインがあります。これはごく簡単に言えば、食べ物から摂取した栄養を燃焼させてエネルギーに変換しているシステム。全身の筋肉工場にあるこの生産ラインがせっせと熱を生み出しているからこそ、わたしたちは日々エネルギーを得て、日常の活動を行なうことができているのです。

しかしながら、この筋肉という工場が生み出す熱量は、人によってかなり大きな差があります。すなわち、体の中にたくさんの筋肉（工場）を持っている人は、たくさんの熱エネルギーを生み出せることになり、体の中にある筋肉（工場）が少ない人は、少しの熱エネルギーしか生み出せないことになる。ですから、体の中から熱を生み出して発熱力を維持していくには、筋肉という工場の量をなるべく多くし、なおかつ、減らさないようにしていく姿勢が必要となります。

ところが、この筋肉という工場は、普段からあまり体を動かしていないと、加齢とともに年々少しずつ減っていってしまうのです。

この加齢による筋肉量減少は、通常、年1％、10年で10％のペースで進むとされています。年1％だとなかなか変化に気づかないかもしれませんが、何もせずにいれば筋肉はじわじわと着実に落ちていき、歳月の経過とともにかなりの量の減少につながっていってしまうわけですね。

とりわけ、**筋肉量の減少で注意が必要なのは女性と高齢者です。**女性はもともと男性よりも筋肉量が少なく、体を動かさずにいるうちにいつの間にか筋肉量を減らしてしまう傾向があります。また、男女とも高齢になると筋肉量減少のスピードが速まるため、体を動かさずにいると運動機能に支障が出るくらい筋肉量が減ってしまうことがめずらしくありません。とくに、70代以降、大量に筋肉が落ちるとサルコペニア（筋肉減少症）と呼ばれる状態に陥り、寝たきりや要介護のリスクが大きく高まってしまうことが知られています。

そして、このように筋肉量が減ってしまうと、筋肉という工場から生み出される熱量がどっと減ってしまい、「熱を上げられない体」「低体温の冷えた体」にシフトしていってしまうわけです。

つまり、**女性や高齢者に冷えや低体温を訴える人が多いのは、筋肉という工場が少なくなりやすいから**ということになります。

ただ、もちろん筋肉量減少に気をつけなくてはならないのは、女性や高齢者だけではありません。先ほども述べたように、いまの日本ではほとんどの国民が冷えに悩まされているようなもの。男性や若者にも言えることであり、老若男女すべてが筋肉という工場の減少に気をつけて、体の中から生み出す熱量をしっかりとキープしていかなくてはならないのです。

「熱を生み出すはずの工場」が「冷えた工場」に変わってしまっている

なお、筋肉よってもたらされる発熱力低下への影響には、もうひとつ見過ごせない大きな問題があります。

それは、「本来使われるべき筋肉が使われていない」という問題です。

現代の生活では、仕事でも家事でもほとんど体を動かさずに済ませられるようになってきています。打ち合わせはメールで行ない、買い物はネットで済ませ、部屋の掃除はロボットにおまかせなんていう生活を送っていれば、体を動かすのは通勤の行き帰りくらいで、あとはほとんど座って過ごすことも可能ですよね。すなわち、**生活が便利になって体を動かさなくなったせいで、本来使われるはずの筋肉があまり使われなくなってきている**のです。

それに、こういう便利さに甘えつつ、日々決まりきったパターンで生活を送っていると、「日常的に使われる筋肉」が限られてきてしまうことになります。たとえば、「会社へ行く」「席でパソコンを打つ」「家に帰る」というパターンの日々を繰り返していれば、歩いたり座ったりキーボードを打ったりするのに必要な最低限の筋肉を動かしているだけで済んでしまい、他の多くの筋肉はほとんど使われないままほったらかしにされているということになります。

すなわち、こういった生活を送っていると、「日常的に使われる筋肉」と「使われないままの筋肉」がはっきりしてきて、使われないままの筋肉の機能が低下してしまうようになるのです。

作業機械なども普段から使われていないと、あちこち錆《さ》びついて動きが悪くなり、本来の役割を果たせなくなっていくもの。それと同じように、筋肉も普段から使われていないと動きが悪くなり、だんだん本来の役割を果たせなくなっていってしまうものなんですね。

そして、このように「使われずにほったらかしにされた状態のまま」だと、筋肉の熱を生み出す機能も落ち込んでしまうのです。

産熱機能の低下した筋肉は、「休業状態の工場」のようなものでしょう。その工場は存在はしているものの、ほとんど機能していません。さしずめ、工場の生産ラインがストップして〝閉鎖〟に追い込まれてしまったような状態と言っていいのではないでしょうか。

要するに、このような「休業状態の工場」が増えてくると、体全体の産熱機能が落ち込んで発熱力の低下につながっていってしまうのです。熱エネルギーを生み出そうにも、生産ラインがストップしているために熱を生み出せない状態になってしまっているわけですね。

しかも、こうした「熱を生み出せなくなった工場（筋肉）」は、たいへん冷えやすいのです。筋肉という器官は、普段から動かして機能させていれば発熱工場として大活躍をするのですが、ろくに動かさないままほったらかしにしていると、筋肉内の血流が滞り、産熱機能も停滞して、カチカチにこり固まって冷えていってしまうものなんですね。

つまり、**「熱を生み出すはずの筋肉」が「冷えた筋肉」に変わってしまっている**のです。みなさん、こういった「使われないままカチカチに冷えた筋肉」が体の奥のほうにたくさん眠っている様子を想像してみてください。体の中がそんな状態だったら、ろくに熱を生み出すことができず、低体温や冷えに悩まされるようになるのも当

「筋肉という工場」が熱を生み出しているかどうかがカギ

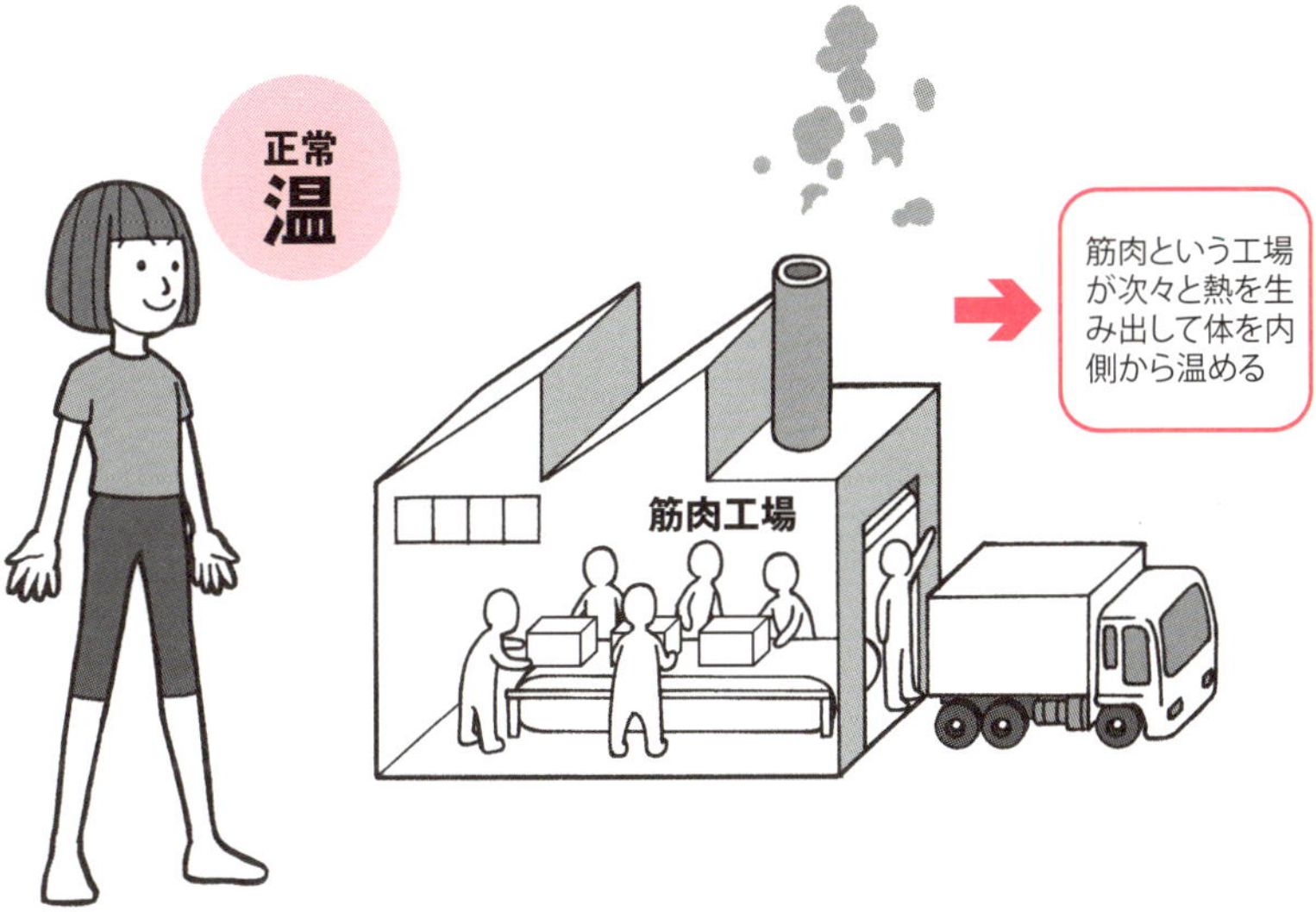

日々筋肉がちゃんと使われていないと……

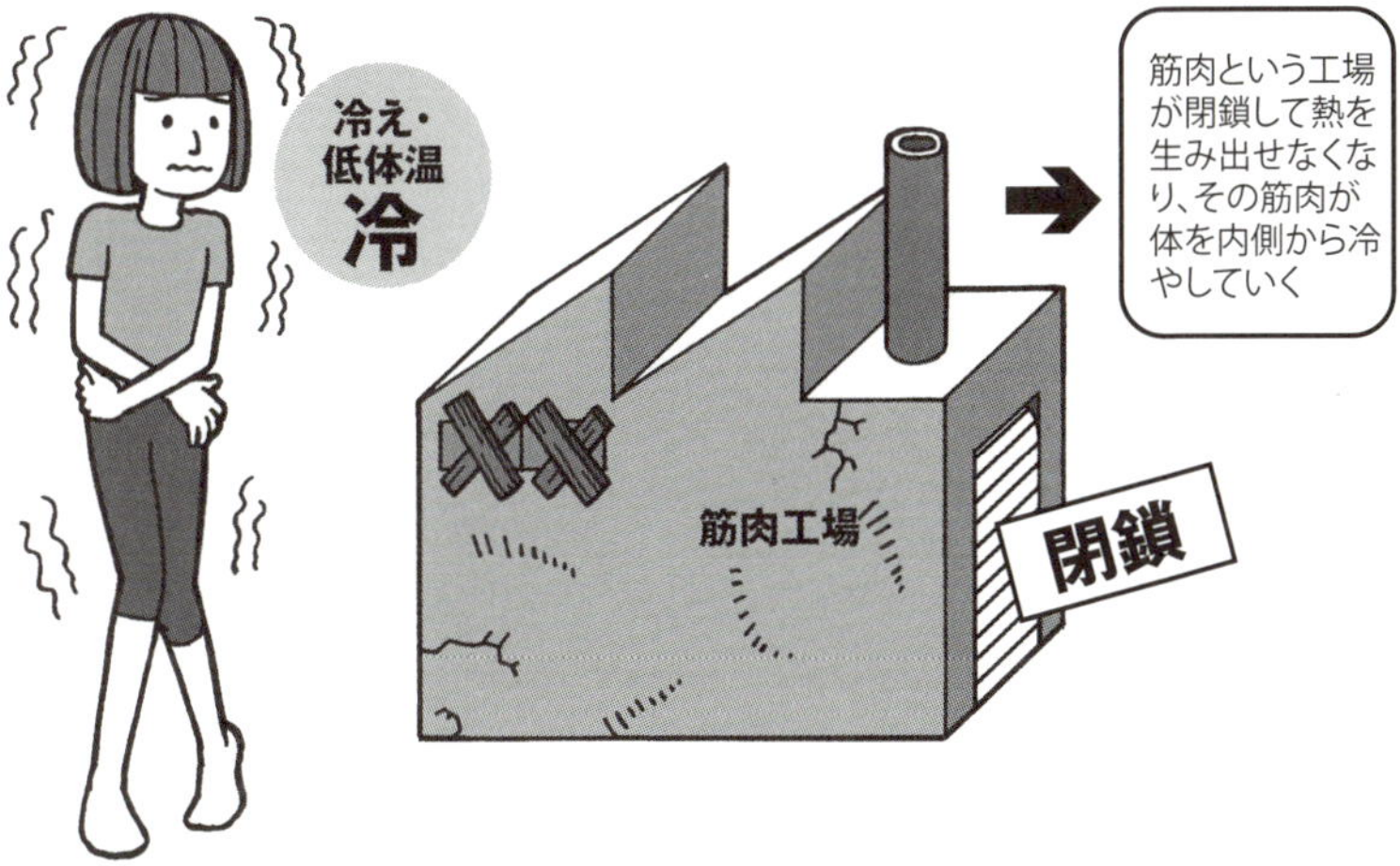

たり前だと思いませんか？

こうした状態だと、体が芯から冷えてくるため、厚着をしたりカイロを貼ったりお風呂に入ったりして外側から体を温めたとしても、たいして温まらず、一向に冷えや低体温が改善されないということになります。筋肉という工場自体が冷えをため込む原因になっているため、いくら外側から温めても〝解凍〟できないような状況になってしまっているわけです。

いかがでしょう。もしかしてみなさんも、日々ちゃんと筋肉を使っていないせいで「たくさんの使われない工場」を抱えてしまってはいないでしょうか。体の奥底に「大量の冷えた工場」を抱え込んで、そのせいで体を芯から冷やしてしまってはいないでしょうか。

もし心当たりがあるなら、低体温や冷えが一向に解消されないのは、このせいである可能性大。ですから、そういうみなさんは、体の中に眠っているたくさんの「冷えた筋肉」「冷えた工場」をなんとかして〝解凍〟して、ちゃんと熱を生み出せるように目覚めさせていかなくてはならないわけです。

筋肉がちゃんと使われているかどうかを知る3つのチェックテスト

ここで簡単なテストをしてみましょう。体の中に「休業状態の工場」を抱え込んでしまっているかどうかのチェックテストです。

みなさん、平らな場所に立って「ひざを伸ばしながら前屈」「体を後ろへ反らす」「ひざを曲げてしゃがみ込む」の3つの動作を行なってみてください。このとき、次のような〝自覚症状〟はありませんか。

①前屈をしたときに、手のひらが床にピタッと着かない
②体を後ろへ反らしたときに、大きく反れない
③しゃがんだときに、足のかかとが浮いてしまう（かかとを地面に着けてしゃがむことができない）

もし、①〜③の〝自覚症状〟があるなら、体の奥底に使われていない筋肉がたくさ

ん眠っている可能性大です。そのうえ冷えや低体温に悩まされているなら、それらの筋肉が冷え症状をもたらす元凶になっている可能性が高いと見ていいでしょう。

3つのテスト内容を見て〝単に、体がかたくなっているだけじゃないの?〟と思う人もいらっしゃるかもしれませんが、**①〜③のような「体のかたさ」は、体の中に使われていない筋肉が多いために起こる現象**であり、使われるべき筋肉がちゃんと使われていれば、前屈も手のひらが着くし、体も大きく反れるし、足のかかとも浮かずに地面に着くはずなのです。

近年は、さまざまな年代にこれらの動作ができない人が増えています。きっと、みなさんの中にも〝ああ……やっぱり自分もできない〟という方が多いでしょう。

そういう方々は、〝自分の体の中には「休業状態の工場」がたくさん眠っているんだ〟と自覚して、早く工場を再開させていかなくてはなりません。すなわち、使うべき筋肉をしっかり使い、熱を生み出す生産ラインを再稼働させて、発熱力を取り戻していかなくてはならないのです。

あなたは筋肉をちゃんと使えている？
３つの簡単チェックテスト

❶前屈したときに、手のひらをピタッと床に着けることができますか？

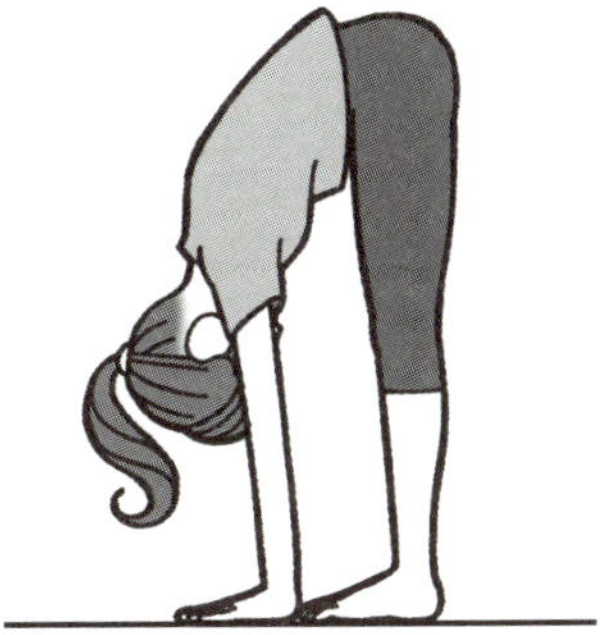

□Yes / No□

❷体を後ろへ反らしたときに、大きく上体を反らすことができますか？

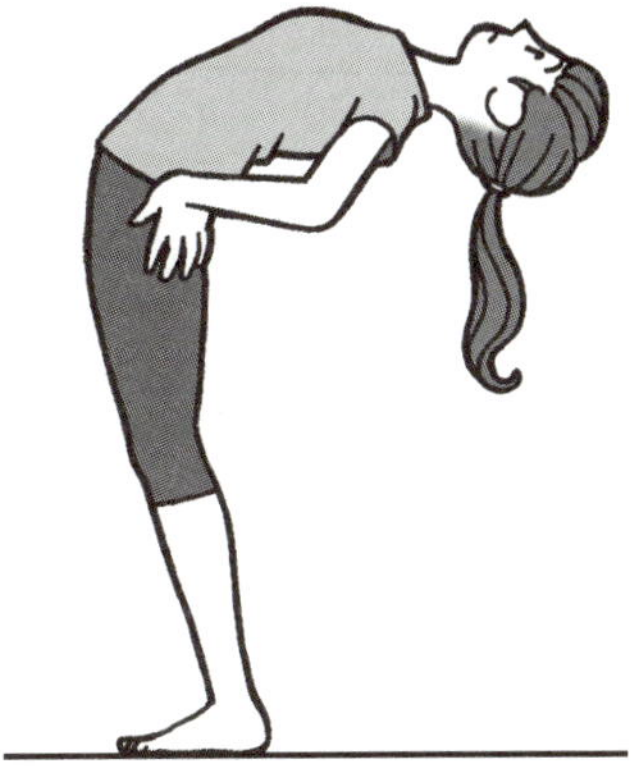

□Yes / No□

❸しゃがんだときに、足のかかとを床に着けることができますか？

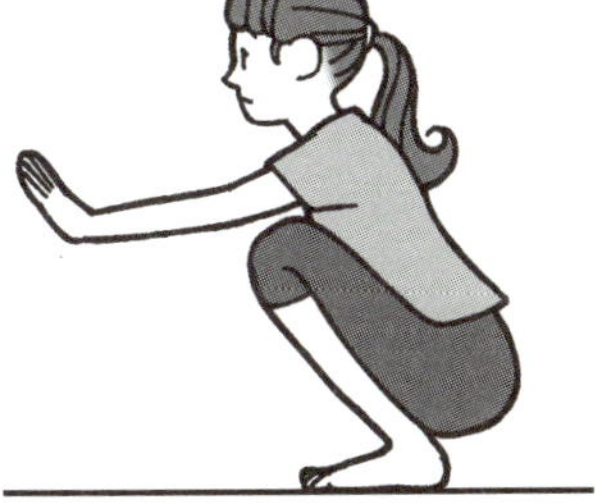

□Yes / No□

Noの人は、体の奥に「使われていない筋肉」がたくさんある可能性大です

「冷えを訴える子ども」「熱を生み出せない子ども」が増えている

それと、この「3つのチェックテスト」ですが、じつは、大人だけでなく、小学生の子どもにもこれらの動作ができない子が増えているのです。

前も後ろもほんの少ししか体を曲げることができず、しゃがむと必ずかかとが浮いてしまう……そういう子が目立って多く、身体機能の低下が教育機関でもかなり問題になっているんですね。

子どもは大人より体がやわらかいはずなのに、いったいどうしてこれらの動作ができないのか。それには、外遊びの機会が減り、運動をする機会が減ったことが大きく影響していると考えられます。

いまの子どもたちは、学校以外の時間にゲームをしたり、スマホをしたり、勉強をしたり、習い事をしたりしていて、体を動かし、筋肉を使って遊ぶということをあまりしなくなりました。これにより、子どもたちにも「使われない筋肉」を眠らせている子が多くなっているのです。

その証拠に、子どもたちにも冷えや低体温を訴える子が増えています。

夏は「クーラー病」のような症状を訴えたり、冬は「手先や足先が冷たくて眠れない」と訴えたり、子どもは体温が高いはずなのに35度後半が平熱だったり……。私の治療院にも母親に連れられて来院し、こうした症状を訴える子どもたちがけっこういるのです。

つまり、**「子どもは風の子」なんて言ったのは、もう遠い昔の話であり、いまはもう「子どもの発熱力低下」を真剣に心配しなくてはならない状況になっている**わけです。このまま何も手を打たずにいたら、日本には、年寄りのように冷えや不調を訴える子どもや若者がどんどん増えていくばかりでしょう。

もしみなさんにお子さんがいらっしゃるなら、ぜひ「3つのチェックテスト」をやらせてみてください。そして、案の定3つの動作ができなければ、親子ともども「休業状態の工場がたくさん眠っているんだ」と受け止めて、一緒に発熱力を取り戻す対策を講じるようにしていくことをおすすめします。

筋トレよりもずっと簡単で効率のいいトレーニング方法があった！

ここまで発熱力の低下に筋肉が大きく影響していることを述べてきました。みなさん、筋肉がちゃんと使われていないと、どんなに困った事態になるかがお分かりいただけたでしょうか。

さて、そこで次に問題となるのは「使われていない筋肉をどうやって動かしていくのか」「どのような方法で筋肉の機能を回復させて発熱力を取り戻していくのか」という点です。

きっと、みなさんの中には〝どうせ、きつい運動をしなくちゃダメなんでしょ〟〝結局、筋トレをがんばらなくちゃいけないんでしょ〟と予想している方が多いのではないでしょうか。運動嫌いの方、筋トレが苦手な方の中には、〝自分は続けられる自信がないなあ……〟と、あきらめ半分のためいきをついている方もいらっしゃるかもしれませんね。

しかし、今回、私はこうしたみなさんの予想を裏切って、その「あきらめ」を「希望」に変えていきたいと思います。

それというのも、**筋肉を回復させて発熱力を取り戻していくには、筋トレよりもずっと簡単で、ずっと効率のいいトレーニング方法があるのです**。そのトレーニングはきつくも苦しくもなく、汗水流してがんばらずとも行なうことができます。もちろん、運動が苦手な人でもできるし、子どもでも簡単にできる。そして、このようにハードルが低いために長続きし、日々効率よく筋肉を刺激しながら産熱機能を回復させていくことが可能なのです。

その方法とは**「ふるえ」**を利用したトレーニングです。

「ふるえ」と言われても、すぐにはピンと来ない人が多いかもしれませんが、寒くて凍えそうなときなどに体がガタガタと振動するあの〝ふるえ〟です。要するに、体を意図的にふるえさせることによって筋肉を刺激し、体の中の使われていない筋肉を揺り起こしていくのです。そうやって眠った筋肉を目覚めさせ、筋肉という工場を再稼働させていこうというわけですね。

もちろん、筋トレをするのも悪くはありません。筋トレによって筋肉という工場の規模を大きくすれば、当然、工場の生み出す熱エネルギーが増えて、発熱力アップにつながっていくことになります。

しかし、筋トレで工場を大きくするのはかなりたいへん。みなさんよくご存じのように、筋肉を曲げたり伸ばしたりを繰り返す収縮運動を行なうとなると、どうしても「きつさ」「つらさ」「苦しさ」に耐え、強い意志を持って努力を重ねていかなくてはなりません。

そこへいくと、**「ふるえ」を利用したトレーニングは、筋トレよりもずっと少ない労力で、筋トレよりもずっと効率的に「使われていなかった筋肉」を目覚めさせていくことができる**のです。

この「ふるえトレーニング」を日々実践すれば、筋肉という工場の生産ラインが再び動き出し、「熱」という商品がどんどん生み出されるようになっていくでしょう。そしてそうすれば、全身の熱を生み出す力が高まり、自然に体が内側からポカポカと温まってくるようになって、冷えや低体温の悩みを根本から解消することができるようになるでしょう。

ですからみなさん、「ふるえ」を利用して、発熱力を引き上げていくようにしてください。

体をふるえさせる具体的なトレーニング・メニューについては後の章でご紹介することにします。また、どうして体をふるえさせるといいのかという科学的なメカニズムについては、次章でくわしくご説明することにしましょう。

とにかく、冷えや低体温から抜け出すには、体の内側から熱を生み出していかなくてはダメであり、そのためには、体の底の眠ったままの筋肉を目覚めさせていかなくてはダメなのです。

みなさん、繰り返しますが、「熱」こそは不調や病気を乗り越えるパワーの源泉なのです。ぜひ、体の底からその力を目覚めさせて、不調や病気知らずの健康な体をつくっていくようにしましょう。

第2章

「ふるえ」を利用すれば、ポカポカの体に生まれ変わる!

おしっこをした後にブルブルッとふるえるのはどうして？

「ふるえ」と「熱」には、切っても切れない深いつながりがあります。

ちょっと身近な例を挙げてみましょう。

男性のみなさんならすぐ分かると思いますが、寒い季節におしっこをすると、用を足した直後に体がブルブルッとふるえることがあります。これ、どうしてふるえるのか理由が分かりますか？

答えは、温かいおしっこを排出したことで体の熱が失われたため。急に熱が失われたから、体をブルブルッとふるわせて熱を生み出そうとしているのです。つまり、排尿直後のふるえは、失われた体温を取り戻そうとしている「体の無意識の反応」であるわけですね。

このように、**「ふるえ」はわたしたちの熱・体温のコントロールにたいへん重要な役割を果たしている**のです。めちゃくちゃ寒いときに小刻みに体がふるえてくるのも、背すじがゾクッとするような怖い思いをしたときに体がふるえてくるのも、体がなんとか「ふるえ」で熱を生み出して〝危機〟に対処しようとしているからです。言わば、「ふるえ」は一種の防御反応。筋肉をふるわせて熱を生み出すことによって体温を上げ、体を守ろうとしているわけです。

私は、こうした「ふるえ」には、熱を産生して不調や病気から体を守る働きもあると考えています。

だってみなさん、風邪やインフルエンザに罹って高熱を出したときを思い出してみてください。みるみる熱が上がって、体がガタガタとふるえてくることがありますよね。どうして高熱が出て体が熱くなっているのに、寒いときに現われるはずの「ふるえ」が起きるのだと思いますか？

あれは、筋肉をふるえさせることでよりいっそう熱を上げ、体内に侵入した菌やウイルスを撃退しようとしているのです。前の章でも述べたように、風邪やインフルエンザの病原体は高熱だと増殖しにくく、白血球などの免疫細胞は高熱状態のほうが活発に働くようになります。だから、ふるえで熱を産生し、体温をグッと上昇させて病原体への攻撃力を高めているのです。言わば、**体をふるえさせることによって治癒能**

力を引き上げているわけですね。

「ふるえ」は、体を守り、健康を守る「究極の切り札」だった

要するに、わたしたち人間にとって、「ふるえ」は体を危機から脱出させたり、体を病気から守ったりするための〝奥の手〟なのです。

通常、体温を上昇させるとき、わたしたちの体は汗腺を閉じたり血管を収縮させたりして熱を体内にこもらせているのですが、もっとたくさん熱を出さないとラチが明かないような事態が生じたときに「ふるえ」という〝奥の手〟を使って防御機能を引き上げているわけです。

たとえば、みなさんは「武者ぶるい」をご存じですよね。これは、武将が大きないくさの前に気持ちの高揚や体の緊張から身をふるわせるように、ここいちばんの勝負どころで「ふるえ」が現われる現象を指します。じつは、この「武者ぶるい」も、ここぞという場面で筋肉や関節をスムーズに動かせるように、体をふるわせて体温を上

「ふるえ」はピンチを脱出する「究極の切り札」

寒さ　恐怖　緊張　高熱　病気

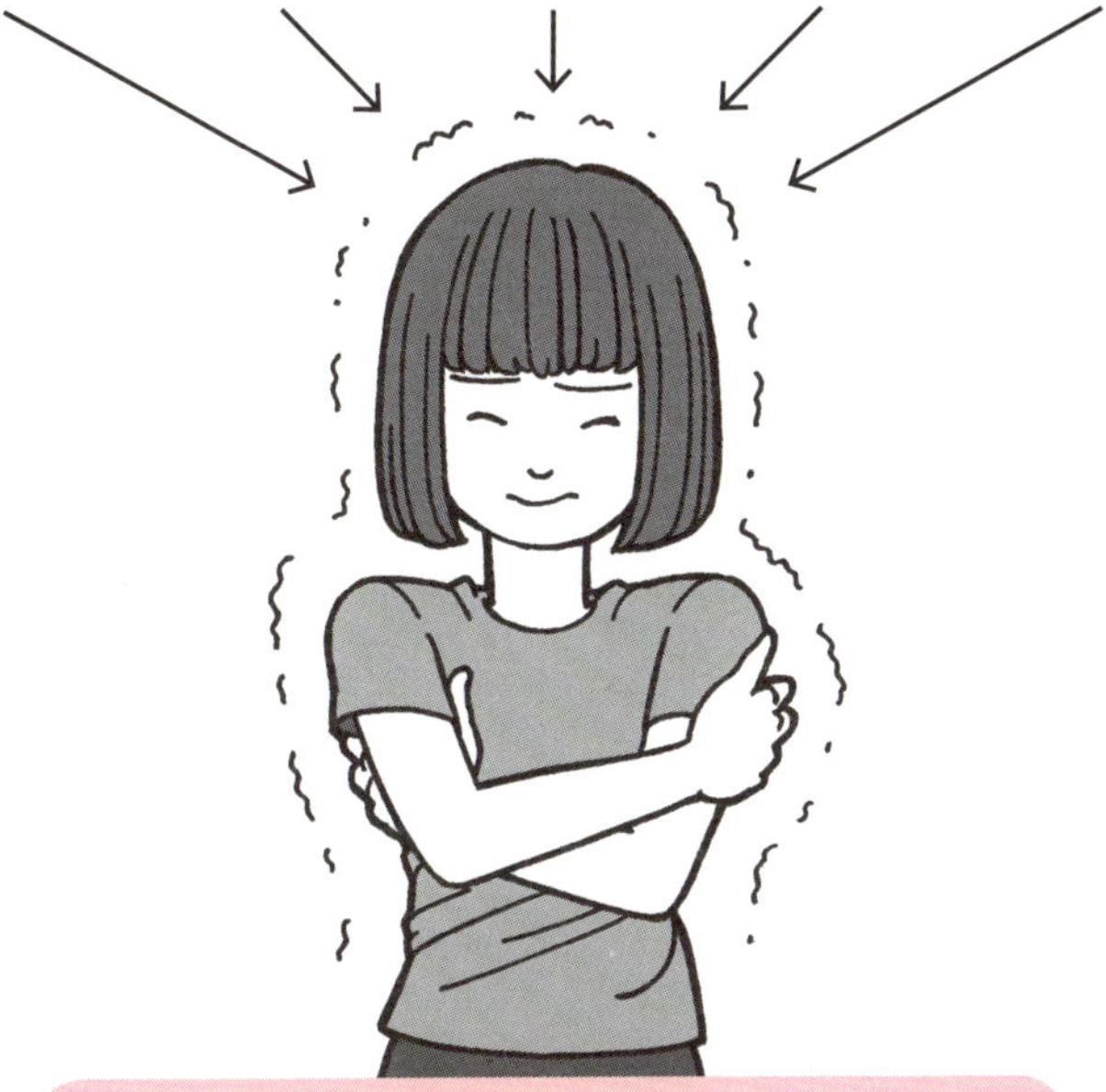

体をふるえさせて体温を上昇させる

↓

熱を生み、体の抵抗力や
身体機能を向上させて
ピンチを脱出する

げているのではないかとされているのです。

すなわち、体を温めることによって身体のパフォーマンスを向上させ、「勝負どころ」をうまく切り抜けようとしているというわけ。大事な場面で「ふるえ」という〝奥の手〟を発動し、熱を上げ、身体機能を引き上げることで勝負を自分に有利な方向へ持ち込もうとしているわけですね。

おそらく、**「ふるえ」は、人がピンチを乗り越えて生き残っていくために発動する最終手段のようなもの**なのでしょう。だからわたしたちは、寒くて凍えそうになったり、ゾッとするほど怖かったり、気を失いそうなくらい緊張したり、病気で死にそうになったりしたときに、筋肉をふるえさせて多くの熱を生み出し、力をふりしぼってその場を無事に切り抜けようとするのです。

人間は熱を生み出さないと生きていけない動物であり、ここぞというときに産熱力を引き上げることで、体を守り、健康を守って、生き残っていく動物なのです。そういう点で見れば、「ふるえ」は、人が自分の体を守り、自分の健康を守っていくための「究極の切り札」なのかもしれません。

みなさん、わたしたちが生きていくうえで「ふるえ」がいかに大切な役割を果たしているか、お分かりいただけたでしょうか。

「ふるえ」の効果は自発的・意図的に生み出すことができる

ところで、この「ふるえ」にこんなにも体の健康を守るすごいパワーが宿っているのなら、きっとみなさんは〝この「究極の切り札」を普段の生活でいつでも使えるようになるといいのに……〟と思うのではないでしょうか。

じつは、それは十分に可能であり、しかも、普段の生活の中で簡単にできることなのです。

「ふるえ」は、別に凍え死にしそうに寒いときや絶体絶命のピンチのときだけにしか訪れないわけではありません。**筋肉を意図的にふるわせさえすれば、いつでもどこでも自分の力で生み出すことができます**。つまり、体の健康を守る「究極の切り札」をいつでも発動できるのです。

くわしくは次の章で述べますが、**左右の手を力強く押しつけ合ったり、力強く引っ張り合ったり、壁などに手足を力強く押しつけたりしていると、力を入れ続けているうちに、手や足の筋肉がぷるぷるとふるえてくるようになります。すなわち、これが自発的・意図的に生み出すことのできる「ふるえ」なのです。**

ですから、普段からトレーニングを行なってこうした「筋肉のふるえ」を自発的・意図的に生み出すようにしていけば、体の奥底の眠った筋肉を揺り起こして発熱力を引き上げていくことができる。そしてそうすれば、「ふるえ」という「究極の切り札」をうまく利用しながら、体を守るパワー、健康を守るパワーを底上げしていくことができるというわけです。

私は、こうした「ふるえを利用して発熱力を高めていくトレーニング」を**「ふるえトレーニング」**と呼んでいます（筋肉をぷるぷるとふるわせるトレーニングのため、本書では分かり易く**「ぷるトレ」**と呼ぶことにします）。

「ぷるトレ」の効果は絶大です。習慣にしていただければ、これまで長年にわたって低体温や冷えに悩まされてきた人も、ポカポカの体に生まれ変わることができるでしょう。

「ふるえ」には、わたしたち人間のパワーを根底からよみがえらせる力があるのです。それは「究極の切り札」だからこそ生み出すことのできる力であり、他のトレーニングではそうそう生み出せない力なのだと思います。

言うなれば「究極の力」。

だから、ぜひみなさん、「ふるえの力」「究極の力」を利用して、発熱力を引き上げていくようにしてください。

日々「ぷるトレ」で「究極の力」を発動し、体の健康を守るパワーを底上げしていきましょう。そして、体をふるわせ、筋肉をふるわせながら「体の中から熱を生み出せる体」「不調や病気を寄せつけない体」に生まれ変わっていくようにしましょう。

「体内電子レンジ」を利用して体をスピーディーに温めよう

「ふるえ」という運動のすごさについて、もう少し続けましょう。

みなさんは電子レンジで食べ物や飲み物を加熱できる理由をご存じですか？　火も使わずにすぐに温まるのは、よく考えてみると不思議ですよね。

じつは、これにも「ふるえ」が利用されているのです。

ごく簡単に言うと、電子レンジは「マイクロ波」という電磁波を出していて、このマイクロ波には水分子を激しくふるわせる性質があります。そのため、水分を含む食物に当てると、食品中の分子同士がさかんに振動してぶつかり合い、摩擦熱が生まれます。すなわち、分子の「ふるえ」による摩擦熱によって、食べ物や飲み物が加熱されているわけです。

もちろん、筋肉の「ふるえ」にはマイクロ波は関係ないのですが、私は「ふるえトレーニング」には電子レンジで食べ物を温めるのと同じような効果が期待できると考えています。

つまり、**電子レンジと同じように、「簡単」かつ「スピーディー」に体を温めることができる**のだということ。「ぷるトレ」を行なえば、冷えてコチコチに固まった筋肉を「簡単」かつ「スピーディー」に解凍し、ホカホカに温めていくことができるのです。

私はたまに講演やカルチャーセンターに呼ばれたときに「ふるえトレーニング」を指導することがあるのですが、参加者に実際に体験してもらうと、それこそ30秒か1分くらいで「なんだか体がポカポカしてきた」「まるで体が解凍されているみたい」とおっしゃる方が大勢いらっしゃいます。

このため、「ぷるトレ」を**〝レンチン体操〟〝体内電子レンジ体操〟**といったネーミングで紹介することもあります。〝レンジで30秒チンすればすぐに温まる〟というわけですね。

こうした体操を体験すると、どの人もあまりにスピーディーに体が温まってくることに非常に驚かれます。

その理由のひとつは、みんな「体の熱は自分の意思でつくれるんだ」ということを知らない点が大きいと思います。

体が冷えるとき、大多数の人は手に息を吹きかけたり、冷えたところをさすったり、カイロを使ったりするくらいのことしかしません。冷えに対して受け身の姿勢で身を守ることしかせず、こちらから積極的に働きかけて「発熱を自分でコントロールしよう」とする発想がないのです。

しかし、そもそも発熱には「自分の意思でコントロールできない発熱」と「自分の意思でコントロールできる発熱」のふたつがあるのです。

簡単に説明しておくと、風邪の引きはじめの「なんだか熱っぽい」「悪寒がする」くらいの段階の発熱は自分の意思ではコントロールできません。これは、自律神経が体内防御システムを働かせて自動的にやっていることです。ただ、こうした発熱で体温を上昇させてもまだ不十分なとき、人は最終手段として運動神経と骨格筋に働きかけて体をふるえさせるようになります。

そこでみなさん考えてみてください。「ふるえ」を生み出している運動神経は、自律神経と違って自分の意思でコントロールすることができるものですよね。だから、自分から意図的に運動神経や骨格筋を動かして体をふるわせていけば、自分の意思で熱を生み出していくことができる。そして、この「自分の意思でコントロールする発熱メカニズム」を利用すれば、とても効率よくスピーディーに体温を上昇させて冷えや低体温を防いでいくことができるのです。

そう言えば、平昌オリンピックでカーリングの女子日本代表チームが銅メダルを獲得して人気となりましたが、極寒での競技だというのに、スウィーパーと呼ばれる氷をブラシでこする選手たちはみな半袖姿でした。その理由は、氷をブラシでこすっているると体が内側から熱くなって仕方がないからなのだそうです。

私は、これも筋肉をさかんにふるわせているせいだと見ています。カーリングで氷をブラシでこする際には、激しく細かい振動が全身に伝わりますから、その振動が筋肉をふるえさせ、効率よくスピーディーに熱を生み出すことにつながっているのでしょう。つまり、体をふるえさせ、運動神経と骨格筋をさかんに刺激して、自分から熱を生み出しているわけですね。

このように、「ふるえ」には電子レンジのごとくスピーディーに体を温める作用があるのです。そして、この「体内電子レンジ」をうまく利用していけば、わたしたちは冷えや低体温を吹き飛ばし、いつもポカポカと温まった体を維持できるようになるのです。

「さわれる筋肉」と「さわれない筋肉」

なお、「ぷるトレ」を実践に移す前に、ぜひみなさんに知っておいていただきたい知識があります。

それは、発熱力を高め、ポカポカの体に生まれ変わっていくには、体のどんな筋肉を刺激するのがいいのかという話です。

前章では、現代生活では体を動かす機会が減り、「普段使われる筋肉」と「使われないままの筋肉」の差が大きくなって、使われない筋肉の機能が低下して冷え固まっていってしまうのだということを述べました。だから、その使われていない筋肉、眠ったままの筋肉をふるえさせて、本来備わっているはずの産熱機能を目覚めさせていこうというわけですね。

では、その「使われないままの筋肉」とはいったいどのような筋肉なのでしょうか。まずはこの点から説明していくことにしましょう。

みなさんは**人間の筋肉には「さわれる筋肉」と「さわれない筋肉」とがある**ことをご存じでしょうか。

筋肉は何重もの厚い層になっている組織です。

たとえば、百科事典のような分厚い本をイメージしてください。その本は外側の表紙の部分はさわることができますが、内側の数百ページの部分にはさわることができません。それと同じように、筋肉には外側の「さわれる筋肉」と内側の「さわれない筋肉」とがあるわけです。

そして、当然ではありますが、「さわれる筋肉」はマッサージなどでもみほぐすことができますが、「さわれない筋肉」はさわることももむこともできません。筋肉がガチガチにこり固まっているときも、外側の「さわれる筋肉」ならもみほぐしてやわらかくすることができますが、内側の「さわれない筋肉」はこり固まったまま放っておかれることになります。

また、カイロや湯たんぽ、入浴などで外側から体を温めようという場合も、外側の「さわれる筋肉」なら多少温めることができますが、内側の「さわれない筋肉」はほとんど温まらないまま放っておかれることになるでしょう。

このため、「さわれる筋肉」と「さわれない筋肉」とでは、筋肉のやわらかさや筋肉の温度に差ができやすくなります。つまり、「さわれる筋肉」よりも「さわれない筋肉」のほうが、よりこり固まって冷たくなりがちで、何かと機能が落ちやすくなるわけです。

しかも、体の深層部にある「さわれない筋肉」は、普段の生活ではそんなに多く使われません。

毎日いつも通りに歩いたり座ったりしているようなルーティンの行動は、表層の「さわれる筋肉」だけを収縮させていればだいたい済んでしまうことが多く、深層の「さわれない筋肉」は日々ろくに使われないままほったらかしにされているケースが少なくないのです。

要するに、こうした「さわれない筋肉」が「休業状態の工場」となり、熱を生み出す生産ラインがストップしたまま停滞し、冷えていってしまうわけです。だから、**発熱力を回復させていくには、「さわれない筋肉」をメインターゲットにして刺激を加えていく**ほうがよく、深層部の眠ったままの筋肉を「ふるえ」によっていかに目覚めさせられるかがカギとなるのです。

腰をマッサージしても腰痛がよくならない理由

ここでちょっと、腰を例にとって「さわれる筋肉」と「さわれない筋肉」を解説してみましょう。

みなさんは、腰がだるかったり鈍く痛んだりするとき、マッサージをしてもらうことがありますよね。そういうとき、だいたい腰や背中のどのあたりをもんでもらいますか?

背中から腰にかけての真ん中あたりだとしたら、そこは「広背筋《こうはいきん》」という大きな筋肉があるところです。

この広背筋はもちろん「さわれる筋肉」です。ただ、広背筋は、じつは肩関節につながっていて、ここへのマッサージは肩こりや背中のこり、肩の動きをよくするのには効果的なのですが、腰のだるさや痛みにはあまり関係ありません。このため、広背筋をいくら丹念にもみほぐしたとしても、腰のトラブルは一向に解消されないということになります。

つまり、**多くの場合、腰のだるさや痛みの原因になっているのは、広背筋の内側に何層にも連なっている「さわれない筋肉」なのです**。具体名を挙げれば、多裂筋《たれつきん》、大腰筋《だいようきん》などが腰の「さわれない筋肉」に相当します。

これらの筋肉があまり使われていないと、機能を落とし、ガチガチにこり固まって冷えていってしまうというわけです。

とりわけ、腰痛をはじめとした腰のトラブルは、冷えの影響をたいへん受けやすいのが特徴で、これらの腰の「さわれない筋肉」が使われないまま冷えてしまうと、腰の症状がてきめんに悪化してくることが少なくありません。きっとみなさんの中にもこういうタイプの腰痛持ちの方が多いのではないでしょうか。

こういう「さわれない筋肉」は外からマッサージをすることができないし、外からカイロなどで温めてもなかなか温まりません。ですから、わたしたちは「ふるえトレーニング」を行なって、「さわれない筋肉」を中心とした深層部の筋肉をしっかり温めていく必要があるわけです。

腰の「さわれる筋肉」と「さわれない筋肉」

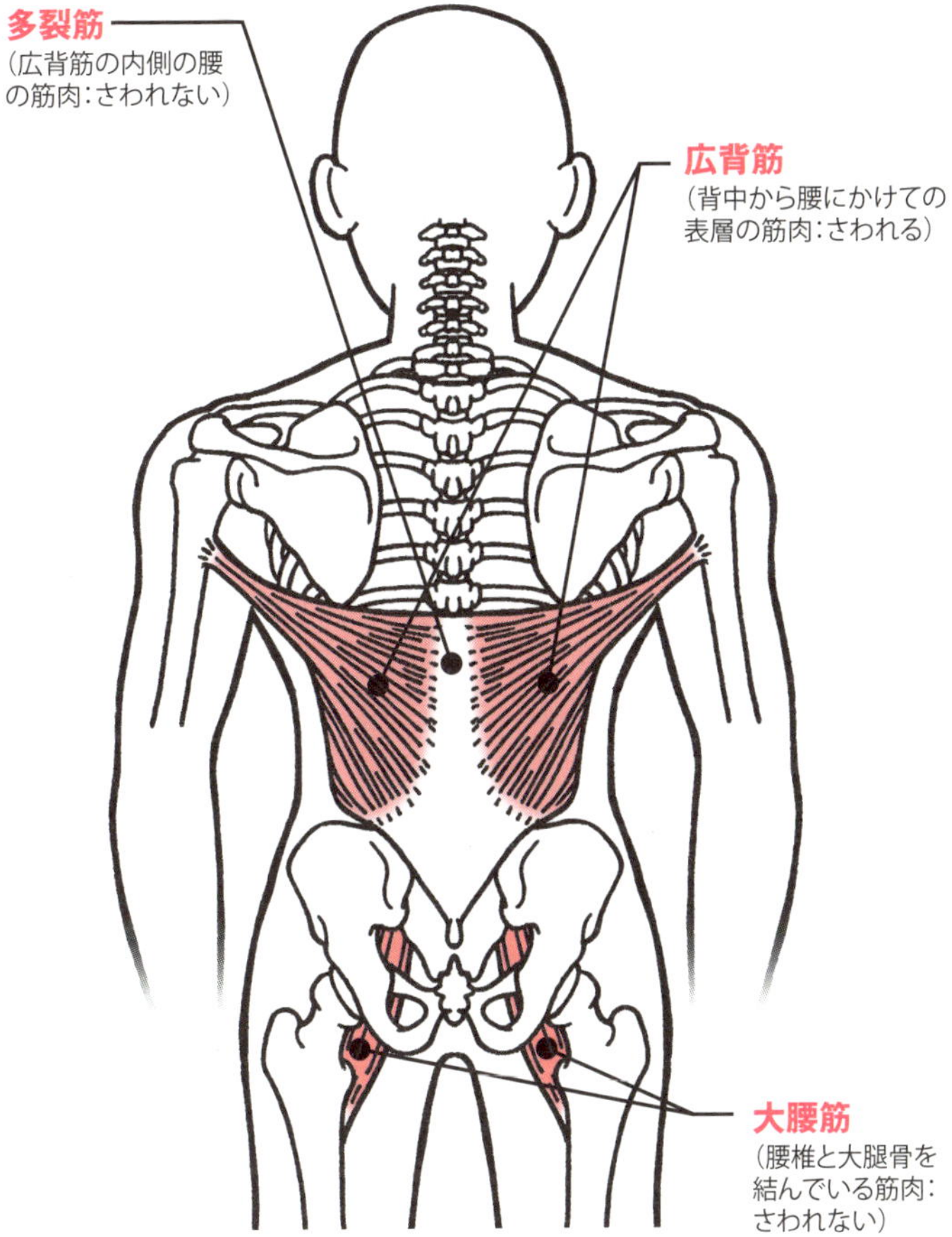

「低体温筋」を「発熱筋」へと変えていこう

先述のように、筋肉という工場は、普段から使われていないと「休業状態」となり、停滞したまま冷え固まってしまいます。こうした「休業状態の工場」が体内にたくさんあると、冷えやすくて温まりにくい体となり、冷えや低体温に悩まされるようになっていってしまうのです。

私は、こうした「休業状態の工場」となって冷え固まっている筋肉を「低体温筋」と呼んでいます。

「低体温筋」は読んで字のごとく、「低体温の原因となっている筋肉」のこと。すなわち、冷えや低体温を脱出するには、こうした「低体温筋」の機能を回復させ、工場の熱生産ラインを稼働させて、ちゃんと発熱できるように変えていかなくてはならないことになります。

一方、私は、ちゃんと「発熱」という機能を果たしている筋肉を「発熱筋」と呼んでいます。

ですから、わたしたちは、体の奥底に眠っている「低体温筋」を「発熱筋」へと変えていかなくてはならないわけです。

少し補足しておくと、本来は、すべての筋肉が「発熱筋」であるべきなのです。「さわれる筋肉」も「さわれない筋肉」も〝すべての筋肉という工場〟がしっかり熱を産生していれば、体は芯から温まり、常時ポカポカとした状態となります。さらに、そういうふうに**すべての「発熱筋」が機能している状態であれば、体の健康が調子よくキープされ、仕事をするにしても運動をするにしても、レベルの高いパフォーマンスを発揮できるようになる**ものなのです。

しかし、残念ながら、現代ではとても多くの人が、体の奥のほうの「発熱筋」をまるで〝冬眠〟でもしているかのように眠らせてしまっています。これらの「眠ったまま忘れ去られた工場（筋肉）」は冷え固まって「低体温筋」となり、さまざまな不調の原因となっていきます。また、こうした「低体温筋」はとりわけ深層部の「さわれない筋肉」に多いため、体の中心部近くから冷気を発するようになり、体を芯から冷やしていってしまうことになるわけです。

「ふるえ」で「低体温筋」を「発熱筋」に変えよう

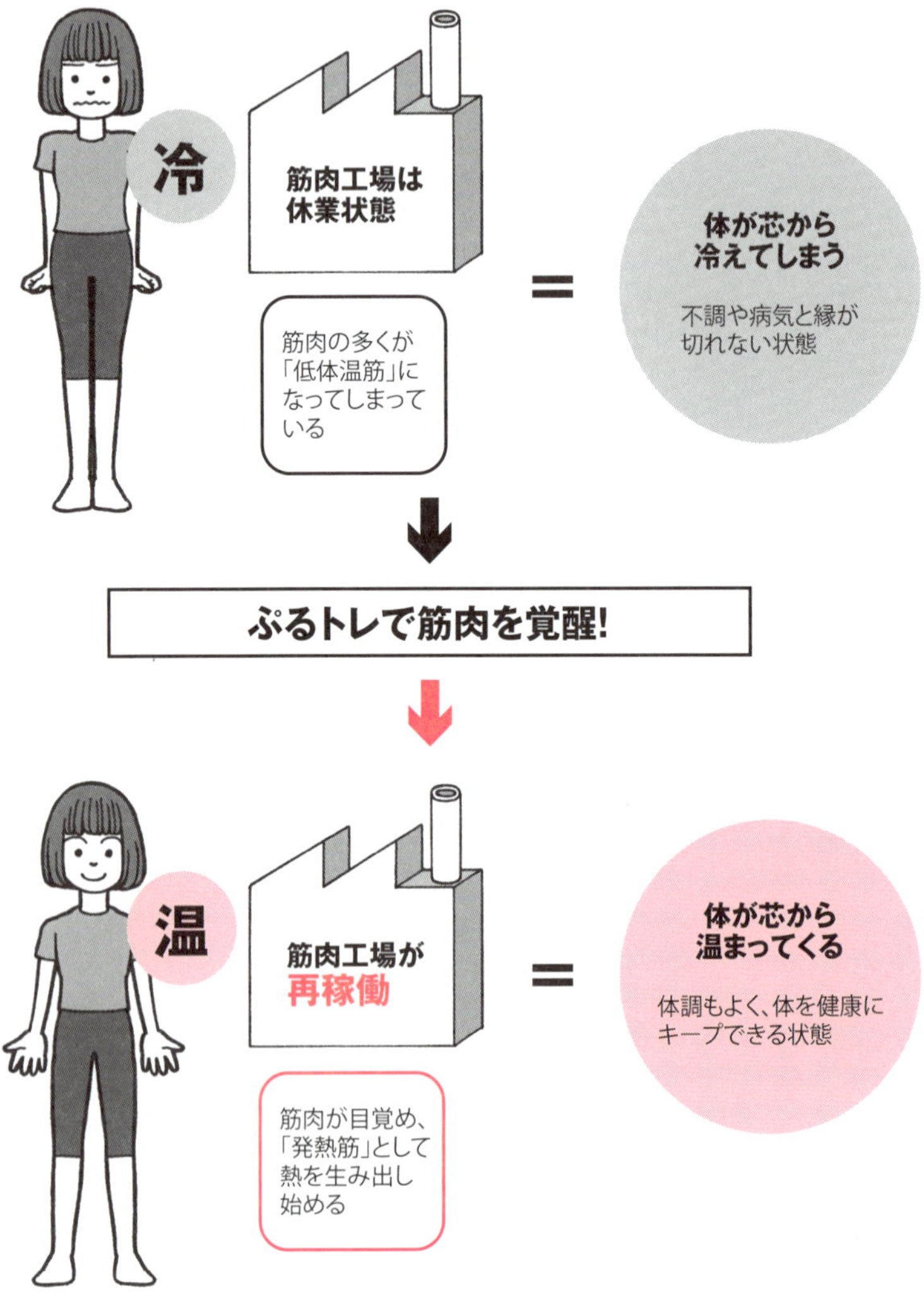

だから、わたしたちは、この「低体温筋」を「発熱筋」へと変えていかなくてはなりません。体の奥まったところで冷えている工場を、熱をさかんに生み出す工場へと変え、「体が芯から冷えてしまっている状態」を「体が芯から温まる状態」へと変えていかなくてはならないのです。

そして、こうした変化をもたらすのに、もっとも有効な刺激が「ふるえ」であるというわけです。

私は、**「ふるえ」という刺激が入ってくるのは、眠っていた筋肉が強制的に叩き起こされるようなもの**だと思っています。喩《たと》えはヘンかもしれませんが、筋肉にとって「ふるえ」は、眠っていたところをビシバシと往復ビンタをされて起こされるくらい強烈な刺激なのではないでしょうか。

その強烈な刺激によって、筋肉という工場は〝これは一大事だ〟〝もう寝ている場合じゃないぞ〟となって目を覚まし、熱生産ラインを動かして働き始めるのです。先にも述べたように、「ふるえ」は生体が危機的状況に陥ったときに現われるサインであるため、眠っている筋肉を一気に覚醒させる効果が高いのでしょう。ある意味、

「平和ボケ」で安穏と眠っていた筋肉を、いきなり「戦場」へ連れ出すようなインパクトがあるのかもしれません。

とにかく、このように**「ふるえ」には、眠っていた体の奥底の筋肉の目を覚まさせる非常に高い効果が期待できる**のです。

しかも、「ぷるトレ」によって、毎日のように「ふるえ刺激」が来るようになったら、もう筋肉は到底眠ってなんかいられません。〝こりゃ、気合を入れて働かなきゃマズイぞ〟となって、日々せっせとラインを動かして熱を生み出していくようになるのではないでしょうか。

すなわち、こうしたメカニズムにより、体の奥底で冷えていた工場が熱を生み出す工場に変わり、「低体温筋」が「発熱筋」へと変わって、発熱力を高めていくことができるようになっていくわけです。

みなさん、どうして「ふるえ」によって「芯から冷えていた体」が「芯からポカポカと温まる体」へと変わっていくのか、その理由がお分かりいただけたでしょうか。

「ふるえ」による発熱力アップがもたらす5つの効果

さて――

この章では、「ふるえ」が発熱力を高めるメカニズムについて述べてきました。みなさん、「ふるえ」を利用すれば、効率よく発熱力を高められることがご理解いただけたでしょうか。

ただ、これによってわたしたちが得られる恩恵は、「熱を生み出せるようになる」だけではないのです。私は、「ふるえ」を活用して発熱力が回復してくると、回復に伴って次の①〜⑤のような効果がもたらされると考えています。順にご説明していきましょう。

①体温が上昇する

体温が上がるには、「発熱」だけでなく、「保温」や「蓄熱」をする力も必要です。

筋肉が発熱をして体が芯から温まると、**温かい血液が全身を回って末梢に行き届くよ**

うになって、全身が温まってきます。そして、そういう状態を日々キープすることによって「保温」や「蓄熱」の力が高まってくるのです。わたしたちの体温上昇は、「発熱」「保温」「蓄熱」の3つがかみ合ってこそ達成されるもの。「ふるえ」によるトレーニングを定期的に続けていれば、こうした3つの力が自然にかみ合ってスムーズに体温を上げられるようになるのです。

②血流が大幅にアップする

わたしたち人間の体温は、温かい血液が流れることによって維持されています。そして、この血流は体が冷えていると流れが停滞し、体が温まると流れがよくなるものなのです。そのため、「ふるえ」によって発熱力が高まり、体温が上昇すると、血流が大幅にアップして、温かい血液が全身のすみずみに行き渡るようになります。また、この**血流アップにより体中の臓器の細胞が活気づき、臓器の働きがよくなったり病気や不調を防ぐ力が高まったりするようになっていく**のです。

③免疫力がアップする

②で述べたように、体温が上昇して血流が高まると、全身の細胞に酸素や栄養を乗せた血液が行き渡り、臓器が活発に働いて病気や不調を防ぐ力が高まっていくようになります。これはすなわち、免疫力がアップするということ。「疫」を免《まぬが》れる力が高まって、風邪などの感染症にも罹りにくくなるでしょう。それに、先述のように、発熱力が高まって体温が上昇すると、白血球をはじめとした免疫細胞が活発に働くようになります。つまり、**「ふるえ」による発熱力の向上によって、体を病気からガードする力が細胞レベルでアップする**ことになるのです。

④神経の働きが若返る

体温が上昇し、血流が高まると、神経にも好影響がもたらされるようになります。脳、脊髄、末梢をつなぐ神経ネットワークの流れがよくなって、脳から体への神経伝達、体から脳への神経伝達がスムーズに行なわれるようになっていくのです。このように神経の流れがよくなると、運動の動作がスムーズになったり、胃腸などの働きがよくなったりするため、日々の生活で体の動きや調子が若々しくなってくるようになるでしょう。つまり、**「ふるえ」によって発熱力を高めることは、神経を若返らせ、**

わたしたちの体を若返らせることにもつながっているのです。

⑤体の痛みが軽減・解消する

慢性の痛みを抱えている人は、発熱力向上によって神経の流れがよくなると、痛みが軽減・解消するようになります。たとえば、腰痛やひざ痛などがある人は、その痛みがかなり軽くなるはず。場合によっては痛みが解消してしまうこともあるでしょう。そもそも、こうした痛みは神経が刺激されることによって引き起こされているもの。その**神経がやわらいでスムーズに働くようになるため、痛みが軽減・解消へとシフトする**のです。また、体温の上昇や血流のアップも、痛みの軽減・解消に大きなプラスとなることでしょう。

みなさん、いかがでしょう。このように、「ふるえ」によって発熱力が高まると、さまざまな体の機能が引き上げられるようになるのです。

私は、ここに挙げた①~⑤は、どれも人間の健康の向上に欠かせない条件だと思っています。①~⑤のうちのどれかひとつでも欠けていたら、真の健康にはなれないと言ってもいいでしょう。

でもみなさん、発熱力を高めて産熱機能を回復させれば、これら5つを全部クリアして向上させていくことができるのです。

きっと、発熱力のアップは、わたしたちの体に健康を呼び込むスイッチのようなものなのでしょう。

発熱力が上がれば体温が上がる、体温が上がれば血流がアップする、血流がアップすれば免疫力もアップするし、神経の流れもよくなる、神経の流れがよくなれば体の痛みも軽減・解消へと向かっていく――というように、発熱力のスイッチが押されたことで、すべてがいい方向へ回り出すようになるわけです。このような健康の好循環を一気にもたらしてくれるスイッチは、他を探したとしても、そうそうあるものではありません。

そして、こうした**「健康を呼び込むスイッチ」をしっかりとONにしてくれるのが「ぷるトレ」である**わけです。

私は、「ふるえ」には、体を根底から変える力があると考えています。

この「ふるえ」という「究極の力」が行使されると、体の発熱スイッチがONとなり、体の内側から「病気や不調を治す力」「体を健康にする力」が発動されるようになって、これにより、体が「病気・不調モード」から「健康・好調モード」へと変化していくのです。

ですからみなさん、ぜひ「ふるえ」を活用して、真の健康を手に入れていくようにしてください。「ふるえ」で眠った体を目覚めさせ、健康を呼び込むスイッチをＯＮにして、いつもポカポカと温かい体、いつも活気に満ちた調子のいい体を手に入れていきましょう。

第3章

「ぷるトレ」で
体温を上げれば
病気にならない!

「努力」も「根性」も「意志力」も必要のないトレーニング

この第3章では、「ぷるトレ」を実践していくうえでの具体的ハウツーをご紹介していくことにしましょう。

「ぷるトレ」の最大の特徴は、筋肉を収縮させて動かすのではなく、筋肉を静止させた状態で圧力を加えていく点です。左右の手を押しつけ合ったり、足を踏ん張り続けたり、壁を押し続けたり、重いものを支え続けたり……そうした圧力負荷を加えつつ、圧を加えた筋肉がぷるぷるとふるえるくらいまで持ちこたえさせるようにするのです。

また、大きな労力をかけずとも簡単にできるのも特徴と言っていいでしょう。先にも述べたように、筋肉をさかんに動かして収縮させる筋トレだと、どうしても「つらさ」や「苦しさ」を我慢しつつ、大きな労力とエネルギーを費やして努力を重ねていくことになります。乗り越えねばならないハードルが高く、継続的に続けていくには、堅固な意志力が必要となるでしょう。

その点、**「ぷるトレ」は、「努力」も「根性」も「意志力」もほとんど必要ありません。**もともとたいして労力のかからないトレーニングのため、つらくも苦しくもなく、高いハードルを感じることもなく、誰でも簡単に取り組むことができるのです。

それに、「ぷるトレ」は、その気になりさえすれば、いつでもどこでも行なうことができます。

たとえば、壁を押すメニューなら職場などで行なうのも可能ですし、両手を押しつけ合うメニューなら電車やバスの中でこっそり行なうのだって可能です。足を踏ん張るメニューはテレビを観ながら行なうことも可能でしょう。そういうふうに、日々の生活シーンの中に取り入れて行なうことができるので、ストレスや負担を感じることもありません。きっと、かなり意志の弱い方でもスムーズに継続していけるのではないでしょうか。

そして、このように**誰でも簡単にできるハードルの低いトレーニングであるにも関わらず、ゲットできる健康効果が非常に大きい**という点も、注目に値すべき特徴だと思います。

前の章でも述べたように、「ふるえ」にはわたしたちの体を根底から変える力があります。

このトレーニングによって発熱力が高まれば、冷えや低体温が解消されるだけでなく、さまざまな不調やトラブルが改善へと向かうようになるはず。発熱力が高まることで病気や不調から体を守るパワーが底上げされ、さまざまな面で「健康」を感じられるようになっていくのです。

つまり、「ぷるトレ」は、とても小さな労力でとても大きな健康効果を得ることのできる、類《たぐい》まれなメソッドなのです。このように効率のいい「お得」なトレーニング・メソッドは、世界中探し回ってもそうそう見つからないのではないでしょうか。

私は、こうした「ふるえ」のパワーを使わないのは、とてももったいないことだと思います。

ですからみなさん、ぜひこれから紹介する「ぷるトレ」を実践して、小さな労力で大きな健康効果を引き出していくようにしてください。日々トレーニングに励み、セルフマネジメントによって「病気や不調に悩まされずに済む健康な体」をつくっていくようにしましょう。

「ぷるぷるサイン」が現われるまで持ちこたえるのがコツ

具体的なメニュー紹介に移る前に、実践する際の注意事項をいくつか述べておきたいと思います。

より効率よくトレーニング効果を上げ、なおかつ、より安全にトレーニングを続けていくには、次の5つを守りつつ、日々のメニューに取り組んでいただく必要があります。順にご紹介しましょう。

①筋肉の「ぷるぷるサイン」が出るまでやるのが目安

「ぷるトレ」は、「ふるえ」によって産熱機能を取り戻すのが大きな目的ですから、筋肉をふるえさせなくては意味がありません。そのため、筋肉がぷるぷるとふるえるくらいにギューッと力を入れ続けることが大事です。

私は、圧力によって筋肉が小刻みにふるえてくるのを**「ぷるぷるサイン」**と呼んでいて、実践の際、筋肉に「ぷるぷるサイン」が出るまで力を込め続けることをおすすめしています。人にもよりますが、**「ぷるぷるサイン」が現われるのは、だいたい30秒から1、2分くらい**。ですから、これから紹介する各メニューは、力をかけている筋肉に「ぷるぷるサイン」が出るまで持ちこたえるのを基本として行なっていくといいでしょう。

②トレーニング時は呼吸を止めない

筋肉をふるえさせようと力を込め続けていると、ついつい息を止めて力んでしまいがちです。しかし、息を止めて力んでいると血圧が上がりやすくなってしまいます。ですから、**トレーニング中はなるべく呼吸を止めず、普通に息を出し入れしながら筋肉に力を入れる**ようにしてください。

慣れてくれば、息を止めずとも簡単に筋肉をふるえさせることができるようになってくるはずです。

③1日2、3種目を生活の一部にしてなるべく毎日行なう

「ぷるトレ」のメニューは全部で7つありますが、もちろんこれらを全部行わなければ

ばいけないわけではありません。どのメニューでも構いませんので、1日2、3種目を選んで行なうようにしてください。また、朝1種目、昼1種目、夜1種目といったように分けて行なってもいいし、2、3種目を一気に行なっても構いません。さらに、日替わりでメニューを変えてもいいし、気に入ったメニューを一定期間継続して続けていくのでもいいでしょう。

ただ、**なるべく毎日行なうのを基本としてください**。

もちろん体調が悪いときや多忙なときは休んで構いませんが、発熱力をつけていくにはやはり日々継続して取り組むことがとても重要なのです。

ぜひ、「朝の歯磨きのついでに1種目行なう」「夜寝る前に1種目行なう」といったように、毎日の生活の一部としてトレーニングするのを習慣づけてしまうといいでしょう。

④1メニューで3分以上行なうのはNG

「ぷるトレ」は長い時間がんばればがんばるほど効果が高まるというものではありません。むしろ、あまりに長い時間力を込め続けていると、血圧が上がってしまう可能性もあるので控えたほうがいいのです。ですから、力を加え続けるのは長くても3分で止めておくほうがいいでしょう。

また、すぐに体を温めたいような場合や発熱力を短期間でアップさせたいような場合は、休憩を挟みつつ「30秒×5回」「1分×3回」といったように数回に分けて行なうようにしてください。長時間力を入れ続けるよりも、このように小分けして行なっていくほうが効率よく筋肉に刺激を送ることができるのです。

⑤血圧の高い人や心臓病の人は医師と相談を

高血圧、心臓病、脳血管障害、糖尿病などの持病をお持ちの方は、念のため、かかりつけの医師に「このトレーニングをやっていいかどうか」を相談してから行なうようにしてください。

また、気分がよくないときや体調がすぐれないときは無理をすることなく、トレーニングを休むようにしましょう。

7つの「ぷるトレ」〜発熱力を目覚めさせる筋肉ぷるぷるトレーニング

【メニュー1】忍者ぷるぷる体操

——〝忍者ポーズ〟をしながら両手を力強く押し合わせよう

では、それぞれのメニュー紹介に移りましょう。

「忍者ぷるぷる体操」は全部で7つあるメニューの中でも、もっともスタンダードな体操です。

やり方は簡単。忍者が胸の前で両手を合わせ、人差し指を立てて呪文を唱えるときの「印を結ぶポーズ」がありますよね。あのポーズをとりながら、力を込めて両手を押し合い続けるのです。この際〝これでもか〟というくらい両腕に目一杯力を入れて押し続けるようにしてください。

数十秒から1、2分の間、力を入れて押し続けていると、腕や胸の筋肉がぴくぴくするくらいにふるえてくるはず。そして、この「ぷるぷるサイン」が感じられたら終了です。これだけでもかなり体が温かく感じられるはずですが、より効果を高めたい場合は2~5回繰り返すといいでしょう。

私は、小学生向けの運動教室などで、よくこの「忍者ぷるぷる体操」を指導しているのですが、子どもたちはほんの数十秒やっただけで**〝本当だ、体がポカポカしてきた!〟〝マジで忍術みたい!〟**と歓声を上げます。いつでもできる体操なので、寒い日に体を温めるために行なったり、スポーツ中などに体が冷えてきたときに行なったりするのもおすすめです。

また、もちろん、朝、歯を磨いた後に行なったり、仕事中トイレに行くたびに行なったりして習慣づけていけば、日々の積み重ねで発熱力を高めていけるようになるでしょう。

ぜひみなさん、自分の体に〝発熱忍法〟をかけるようなつもりでさまざまなシチュエーションで行なってみてください。そうすればきっと、〝忍術のように劇的に〟ポカポカの体へと変化していくはずです。

忍者ぷるぷる体操

1 忍者ポーズをとって
両手を力強く押し合い
続ける

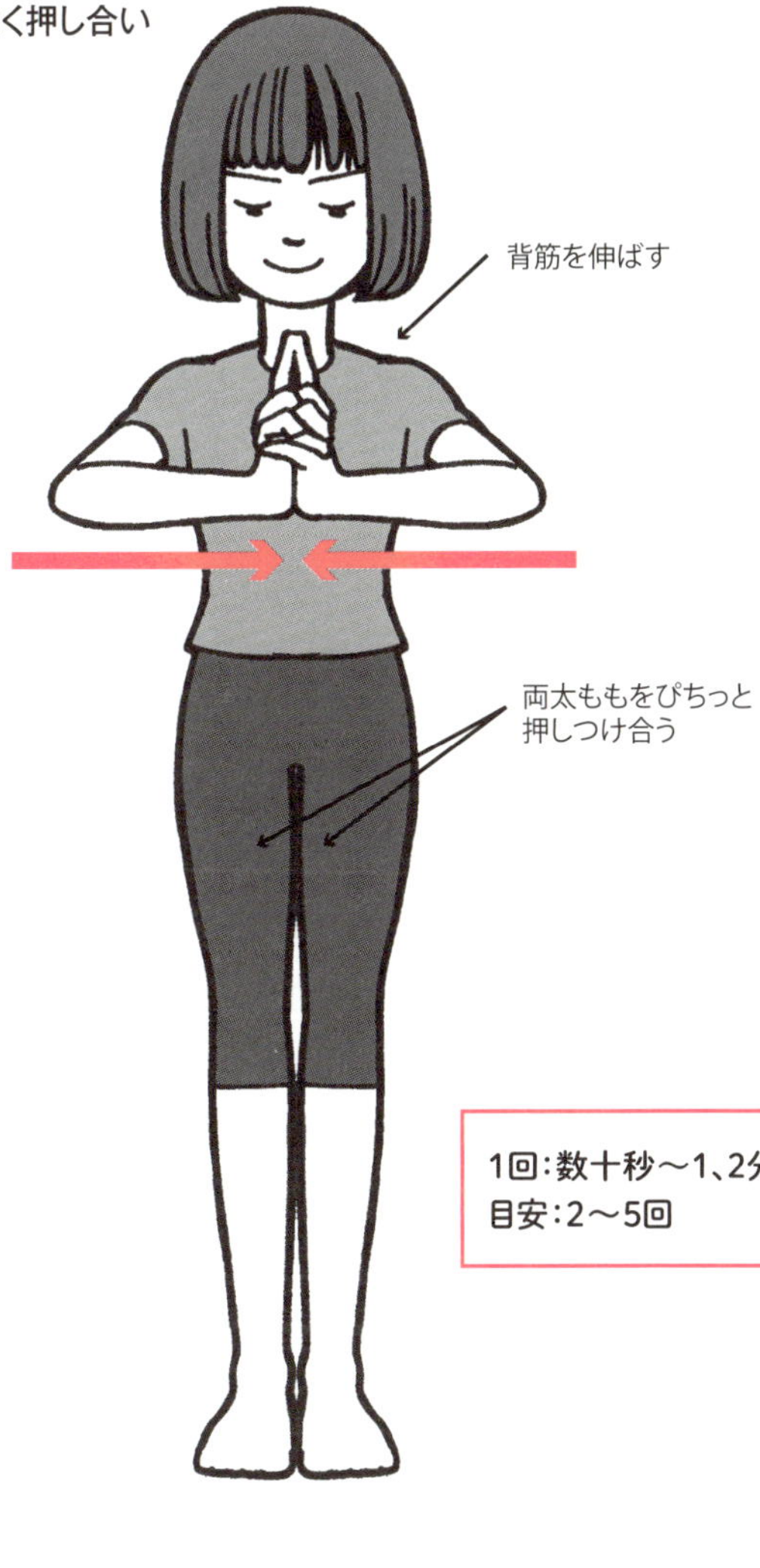

1回:数十秒〜1、2分
目安:2〜5回

【メニュー2】ペットボトルぷるぷる体操

——重いものを水平に持ち続けるだけの簡単メニュー

メニュー2は「ペットボトルぷるぷる体操」です。これは重いペットボトルを手で持ち続けるだけというたいへんシンプルなトレーニングです。

まず、**1・5ℓか2ℓのジュースやお茶、水などが入ったペットボトルを用意してください。そして、それを片手で持ち、その腕を伸ばして水平にした状態にします。この状態を腕に「ぷるぷるサイン」が出るまでキープし続けるのです**。腕を伸ばす方向は横でも前でもOKです。

疲れてくるとペットボトルの重みと重力に負けて腕が下がってくると思いますが、そこをグッとこらえ、できるだけ水平を保ち続けるようにしてください。きっと、30秒〜1、2分もすれば、腕の筋肉がぷるぷるしてくるはず。

サインが出たら終了し、もう片方の腕でも同じように行なってください。休憩を挟みつつ数回（2〜5セット）も繰り返せば、次第に体がポカポカしてくることでしょう。

なお、このトレーニングは別にペットボトルでなくとも、いろんなもので代用でき

ペットボトルぷるぷる体操

1 中身の入った1.5ℓか2ℓの
ペットボトルを片手に持ち水平に掲げ、
「ぷるぷるサイン」が出るまで
持ち続ける

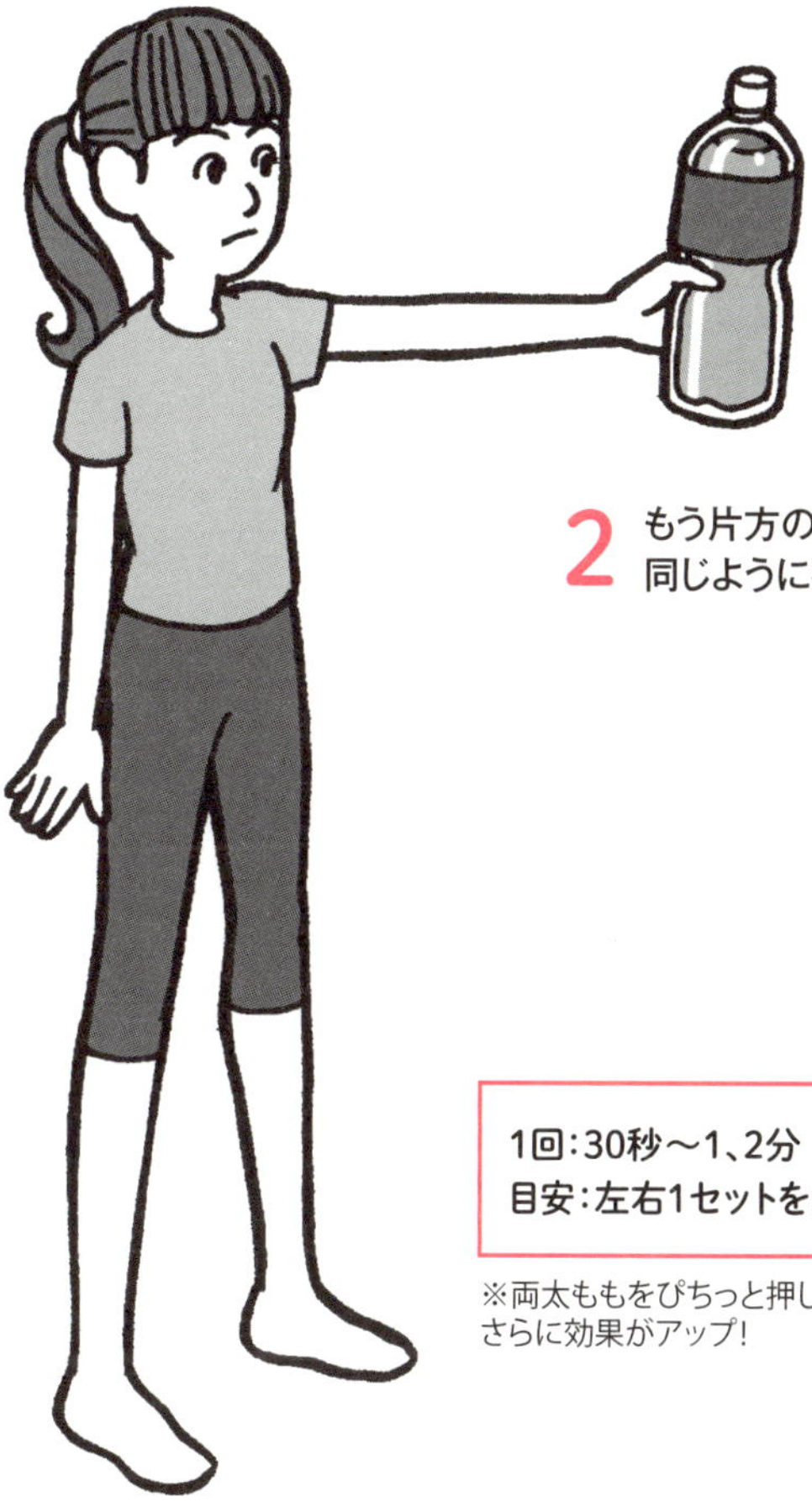

2 もう片方の腕も
同じように行う

1回：30秒～1、2分
目安：左右1セットを2～5セット

※両太ももをぴちっと押しつけ合うと
さらに効果がアップ！

お買い物ぷるぷる体操

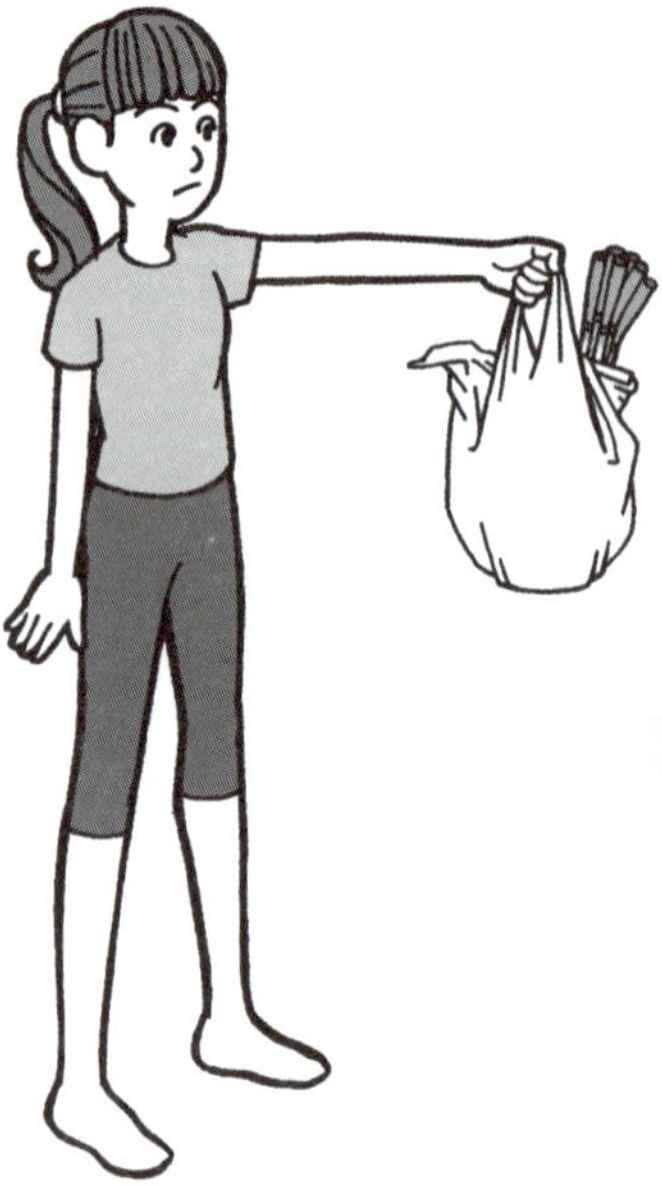

辞書ぷるぷる体操

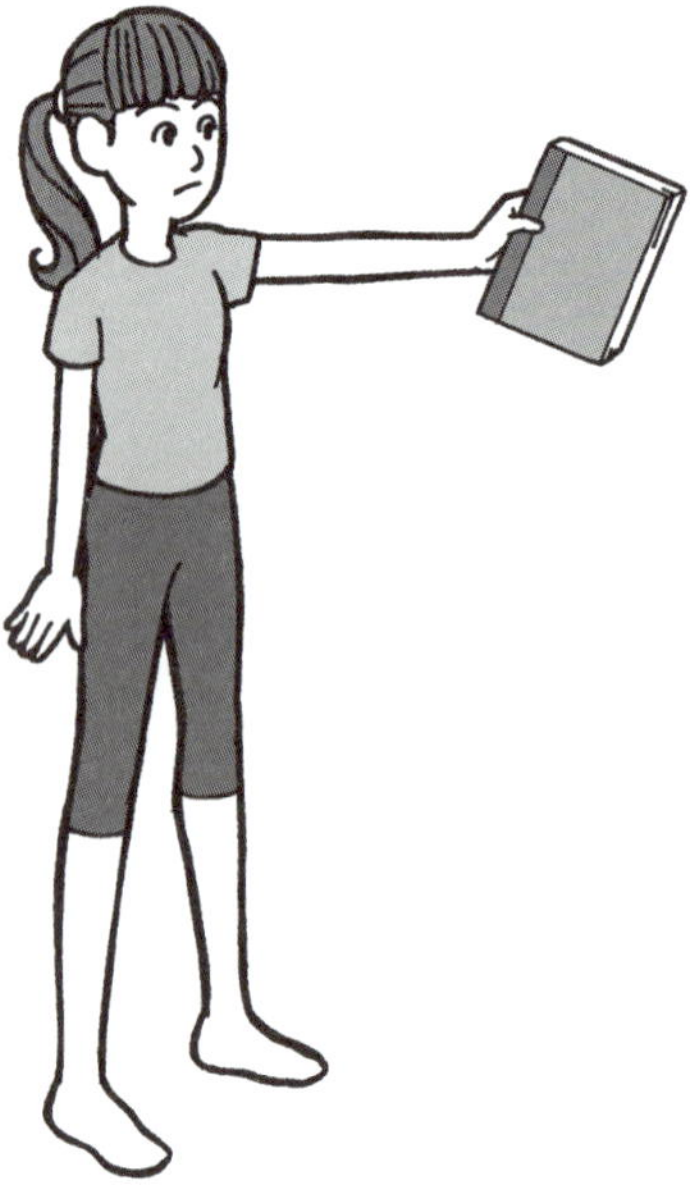

※両手で行なったり、両太ももをぴちっと押しつけ合うとさらに効果がアップ!

ます。たとえば、スーパーで買いこんできた食材の入った買い物袋を手に持ち、水平に掲げてトレーニングをするのでもいいでしょう。こちらは、名づけるなら「お買い物ぷるぷる体操」といったところでしょうか。握力が弱くて、ペットボトルぷるぷる体操が苦手、という人におすすめです。

あるいは、「参考書」や「辞書」などのやや厚みと重量がある書籍などを利用するのもいいかもしれません。

ぜひ、みなさんも自分なりにアレンジしてトレーニングをするようにしてみてください。

【メニュー3】壁ドンぷるぷる体操

——目の前の壁を突き破るつもりで押し続けよう

みなさんは子どもの頃、「おしくらまんじゅう」をした経験がありますか？　たぶんゲームばかりやってるいまの子どもたちはやらないのでしょうが、寒い時期に公園に5、6人集まって体をぐいぐい押し合っていると、それだけで汗をかくくらいに体が温まったものです。

このように、「押す」という行為は、昔から体を温めるのに用いられるお手軽な方法のひとつだったわけですね。

メニュー3の「壁ドンぷるぷる体操」は、ひたすら壁を押すことによって体を温めていこうというトレーニングです。

まず、**壁の前に立ち、両手を壁に着けます。そして、片方の足を踏み出しながら、全身に力を込めて壁を押してください**。あるいは、少し前に流行った「壁ドン」をするような要領で、片手で壁を押すのでもOKです。両手にしても片手にしても、30秒～1、2分、力強く押し続けていると、腕がぷるぷるふるえてくることでしょう。そのサインが出たら終了。複数回（2～5回）行なう場合は、壁を押す手や踏み出す足を左右で変えながら行なうといいでしょう。

ちなみに、私はこのトレーニングにはストレス解消効果も期待できるのではないかと思っています。仕事や人間関係などで何か嫌なことがあったときは、その憤懣《ふんまん》をぶつけるようなつもりで壁を押すといいでしょう。また、仕事やスポーツなどでスランプに陥っているときも、目の前に立ち塞がった壁を突き破るようなつもりで押すとい

壁ドンぷるぷる体操

1 両手を壁に着け、
片方の足を
踏み出しながら、
思い切り押す

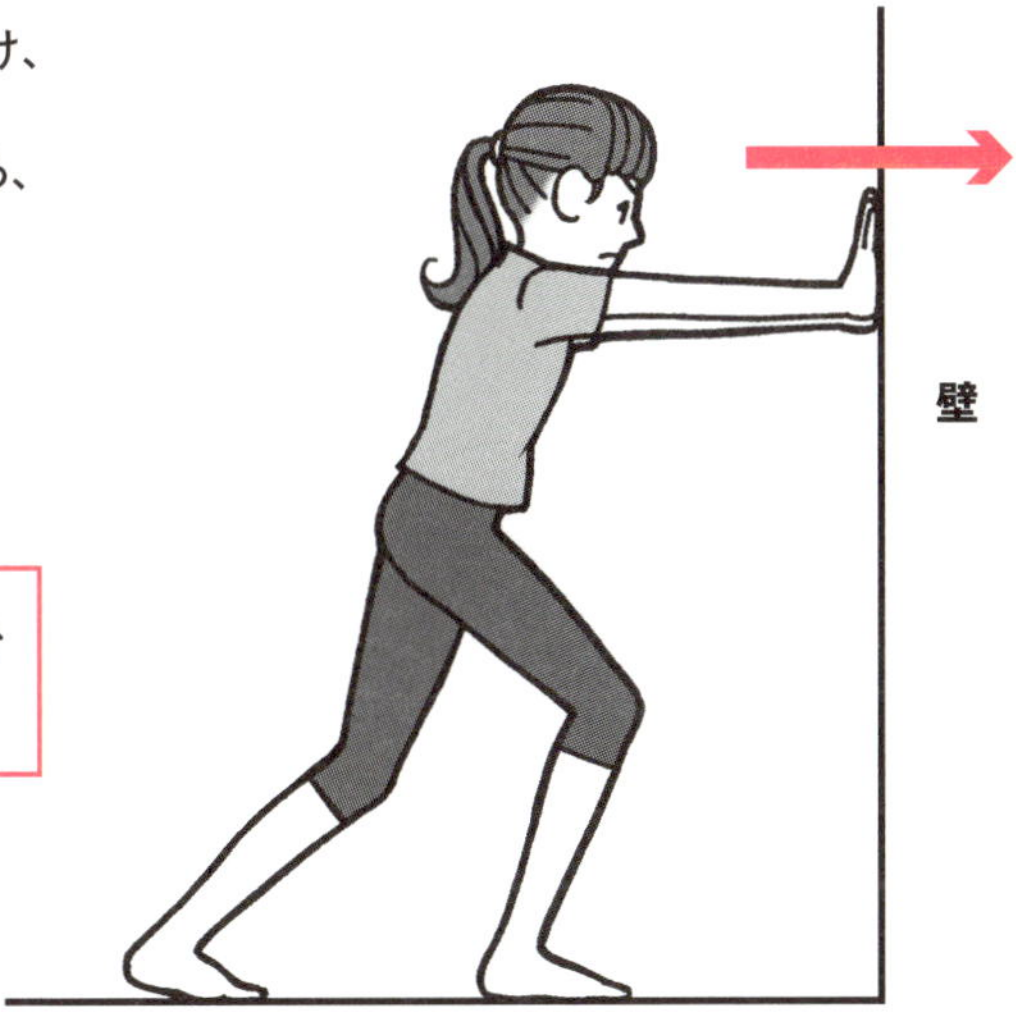

1回：30秒〜1、2分
目安：2〜5回

片手で行なってもOK

1 片手を壁に着け、片方の
足を踏み出しながら
思い切り押す

2 反対側も同じように行なう

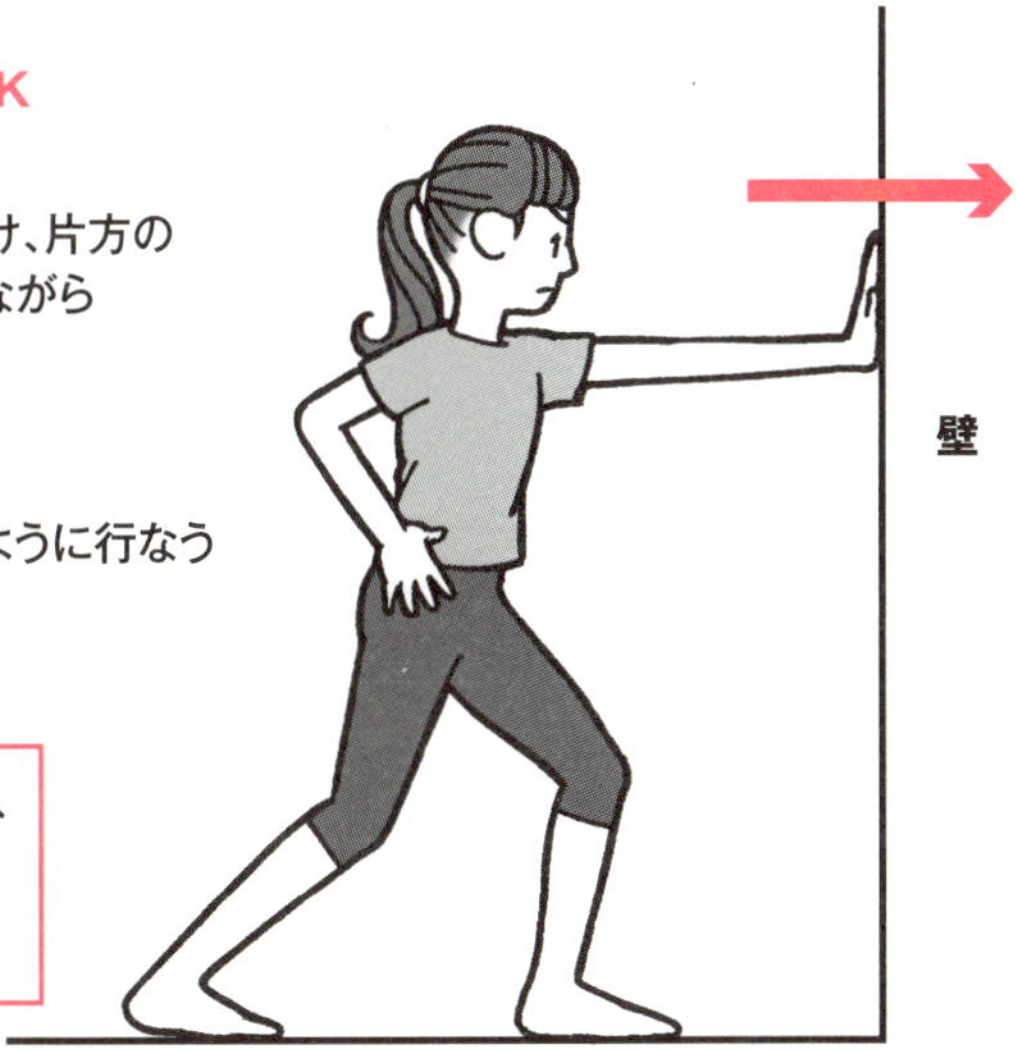

1回：30秒〜1、2分
目安：左右1セット
を2〜5セット

いのではないでしょうか。きっと、押し終わったときには、体も温まるし、心のもやもやもスッキリするはずです。

それに、前にも述べたように、このメニューは壁さえあればいつでもどこでも行なうことが可能です。ですからみなさんも、日々の発熱トレーニングとストレス解消を兼ねて、ことあるごとに「壁押し」をするようにしてみてはいかがでしょうか。

【メニュー4】空気椅子ぷるぷる体操
――どれだけお尻を宙に浮かせていられるかが勝負！

メニュー4は「空気椅子ぷるぷる体操」です。

ネーミングでなんとなく想像がつくと思いますが、これは椅子に座るようなつもりで腰を落とした姿勢をキープし続けるトレーニング。ただ、このトレーニングは椅子がない状態で後ろにひっくり返ってしまうと危ないので、**必ず後ろに椅子やソファなどを置いたうえで行なってください**。

まず、**足を肩幅に開き、椅子やソファを背にして立ってください。次に、ひざを曲**

げて、ゆっくり腰を落としていきます。この際、ひざが足のつま先より前へ出ないようにするのがコツ。そのために、後ろへ少しお尻を突き出すようなつもりで腰を落としていくといいでしょう。また、両手を前方へ水平に伸ばしながら行なうと、前後のバランスを崩すことなく腰を落としていくことができるはずです。

そして、**腰を落とせるだけ落としたところでストップして、そのポーズをキープするようにしましょう。**きっと、お尻を宙に浮かせたまま、30秒～1、2分もキープしていれば、太ももやふくらはぎがぷるぷるしてくるはず。その「ぷるぷるサイン」が出たら、椅子やソファへドスンと腰を下ろしてしまってください。慣れないうちは1回やるだけが精いっぱいかもしれませんが、複数回（2～5回）行なえば、よりいっそうの効果を上げられることになります。

なお、このメニューでは、下半身の深層部の筋肉（さわれない筋肉）をトータル的に刺激することが可能。下半身の太い筋肉が目覚めてしっかり熱を生み出すようになると、全身の発熱力も大きく向上します。

このように効果の高いメニューですので、日々のトレーニングに積極的に取り入れていくことをおすすめします。たとえば、「リビングの居心地のいいソファに座ると

空気椅子ぷるぷる体操

1 椅子やソファを前に肩幅で立ち、
ゆっくり腰を落としていく。
両腕を前に伸ばしてバランスをとりながら、
お尻を宙に浮かした姿勢をキープ。

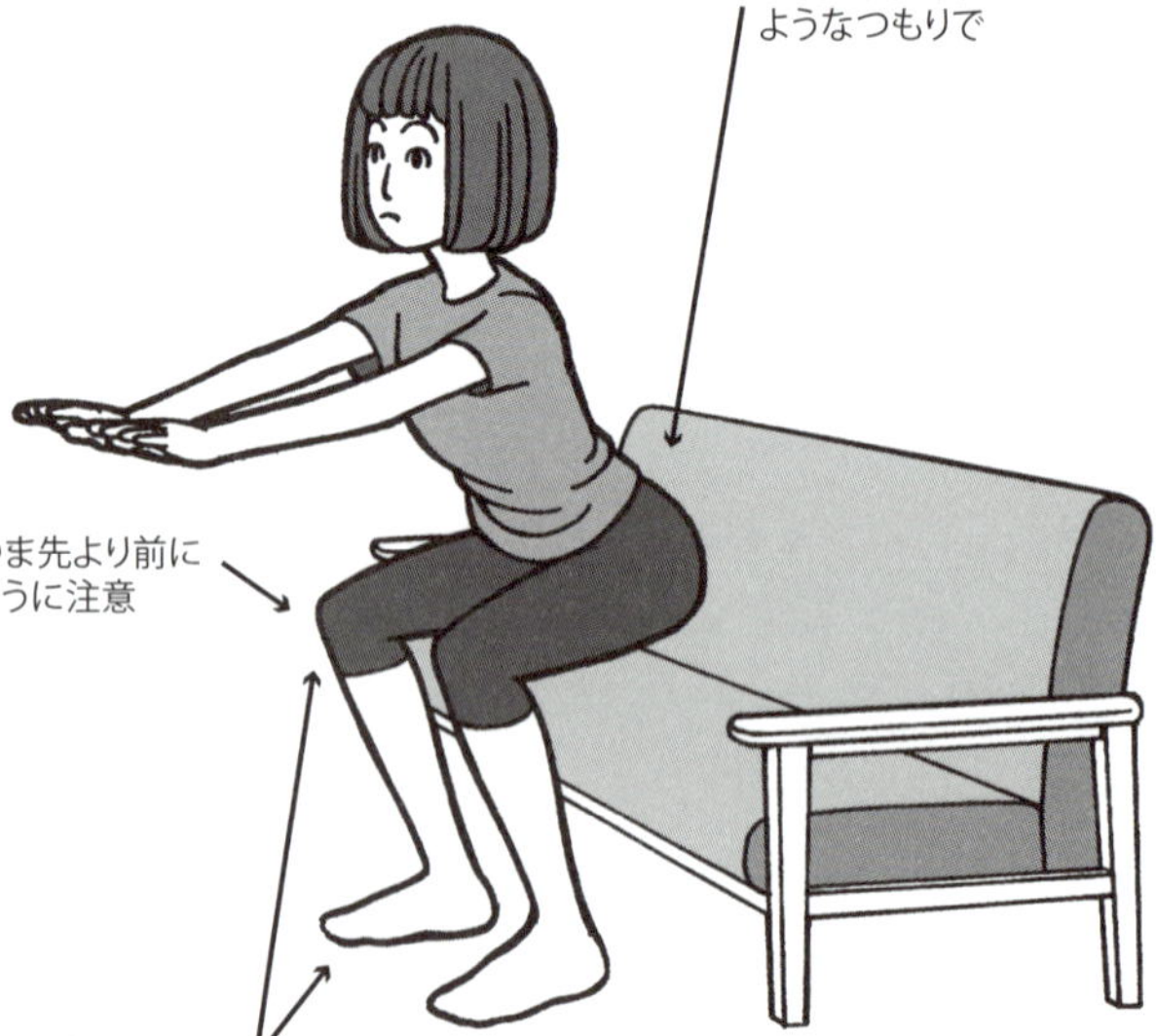
お尻を突き出す
ひざがつま先より前に
出ないように注意
ひざとつま先は
必ず前方に向ける

※「忍者ぷるぷる体操」を一緒に行なうと、
さらに効果がアップ!

1回間:30秒〜1、2分
目安:2〜5回

きは、『空気椅子ぷるぷる体操』を行なってから座る」というように〝自分ルール〟を決めておくのもひとつの作戦です。ぜひみなさん、日々の生活リズムの中にうまく取り入れて行なっていくようにしてみてください。

【メニュー5】人間ヒコーキぷるぷる体操
——ふとんの上でヒコーキになって全身をぷるぷるさせよう

「人間ヒコーキぷるぷる体操」は、**起床後や就寝前の習慣にしてほしいトレーニング**。このメニューを実践する際は、硬めのふとんかヨガマットを敷いた上で行なうようにしてください。ただ、ベッドはクッションが利きすぎて体が沈み込んでしまうので、あまり行なうのに向いていません。

やり方はごくシンプル。**ふとんやマットの上にうつ伏せになって、両手をヒコーキの翼のように左右に大きく広げ、両足はぴっちりそろえ、これらの四肢をできるだけ上げた姿勢をキープするのです**。四肢を上げるには、頭を上げて体を反らさなくてはなりませんから、ちょうど体のみぞおちあたりだけが下に着いているような格好にな

ります ね。

気をゆるめると、だんだん手足が下がってきてしまうかもしれませんが、そこはグッとこらえてなるべく四肢を高く上げた状態を維持し続けるようにしましょう。きっと、数十秒から1、2分もすると、手足の筋肉や腰、背中の筋肉がぷるぷるしてくるのではないでしょうか。このサインが出てきたら終了。1回だけでも体がほてってくると思いますが、休憩を挟みながら複数回(2~5回)行なえば、よりいっそうの効果を上げることができます。

このメニューは、手足の筋肉、体を支える深層部の筋肉など、全身の筋肉をバランスよく刺激することができます。また、**起床後に行なえばすっきりと目覚められ、就寝前に行なえばぐっすりと眠れるようになる**でしょう。小さなお子さんがいらっしゃる方は、一緒にトレーニングを行なって、どっちが長くキープし続けられるか競争してみるのもいいかもしれませんね。

人間ヒコーキぷるぷる体操

1 ふとんやマットにうつ伏せになり、上体を反らし、両手、両足をできるだけ高く上げた姿勢をキープ。両手はヒコーキの翼のように水平に。

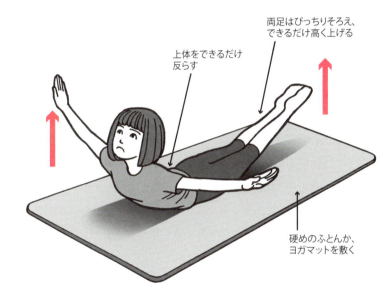

1回：数十秒～1、2分
目安：2～5回

【メニュー6】おひざでサンドイッチぷるぷる体操
――ひざに本を挟んで足がぷるぷるしてくるまで持ちこたえる

メニュー6は「おひざでサンドイッチぷるぷる体操」です。

ネーミングで想像がつくかもしれませんが、この体操は、**椅子に浅く腰掛け、背すじを伸ばした姿勢でひざに本や雑誌などを挟み、下へ落とさないように注意しながら力を入れ続けるトレーニングです。**

ひざに挟むのは、本や雑誌のほか、テニスボールやゴルフボールなどでも構いません。また、両足のかかとを上げてつま先立ちにしながら行なうと、より負荷をかけることができます。

一見簡単そうに見えますが、数十秒から1、2分もすれば、ひざやふくらはぎがぷるぷるしてくるのではないでしょうか。この「ぷるぷるサイン」が現われたら、ひざをゆるめ、かかとを下ろして、本やボールを落下させてもOK。休憩して足の筋肉を休めながら、2～5回行なえば、よりいっそうトレーニング効果を高めることができるでしょう。

おひざでサンドイッチぷるぷる体操

本バージョン

1 椅子に浅く腰かけて、ひざに本や雑誌、ボールなどを挟み、落とさないように注意しながら力を入れ続ける

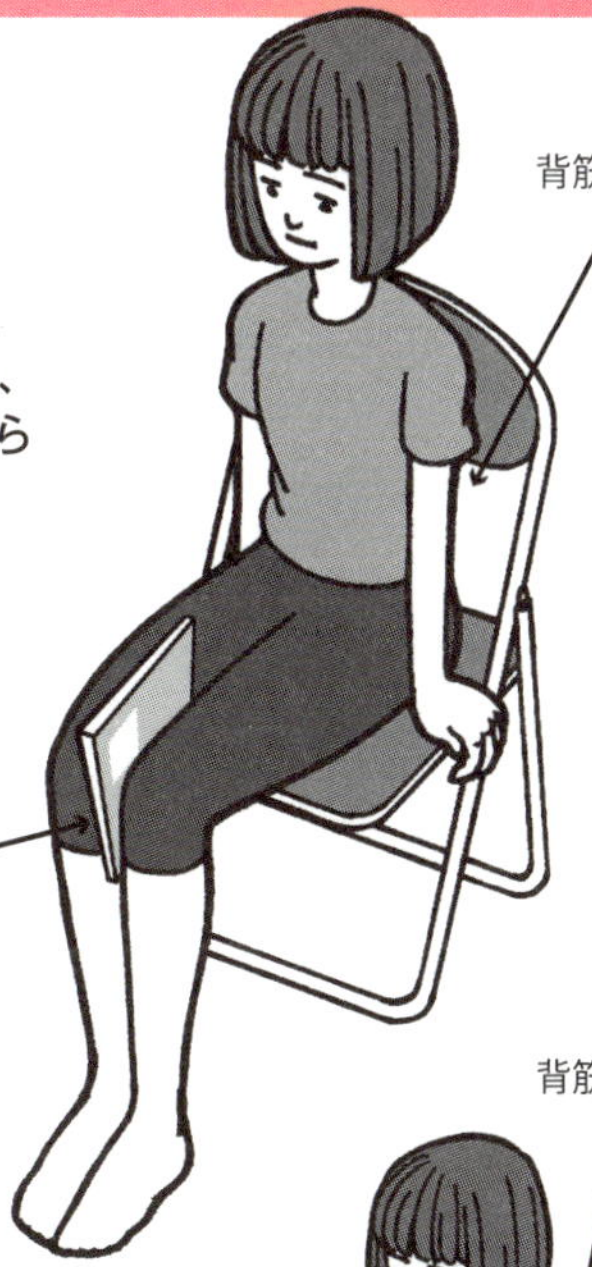

ボールバージョン

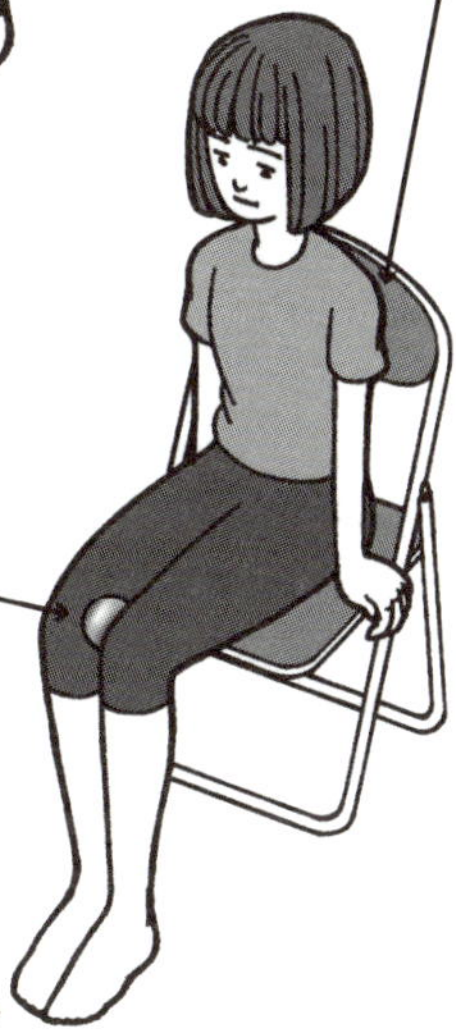

どちらのバージョンも
1回：数十秒〜1、2分
目安：2〜5回

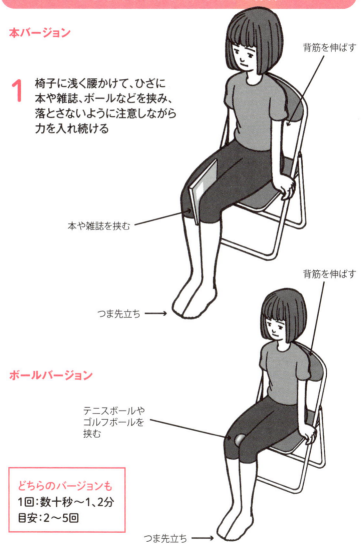

とにかく、このトレーニングは、傍目からは結構ラクそうに見える割に、足の筋肉に対する刺激がとても高いのが特徴なのです。日々習慣にして行なえば、**下半身の筋肉の発熱力を着実に向上させていく**ことにつながるはず。慣れてくれば、テレビを観ながら行なったり、職場でデスクワークをこなしながら机の下でこっそり行なったりすることも可能でしょう。椅子に手をやって体を浮かせ気味にしたり、忍者ぷるぷる体操を並行して行なったりすると、さらに効果がアップします。ぜひ「座りながらできるトレーニング」として、日々積極的に行なうようにしてみてください。

【メニュー7】電車内つま先立ちぷるぷる体操
——通勤電車で吊革につかまりながらトレーニング

最後にご紹介するメニューは、「電車内つま先立ちぷるぷる体操」です。

これはもう説明しなくともネーミングだけで分かりますね。そう、**通勤通学などで利用する電車内で吊革につかまりつつ、なるべく長い時間（1〜2分）つま先立ちを続けるトレーニング**です。

電車内つま先立ちぷるぷる体操

1 電車内で吊革につかまり、
できるだけ長い時間
つま先立ちを続ける

2 足がぷるぷるしてきたら、
いったんかかとを下ろす。
休憩後に再び
つま先立ちを続ける

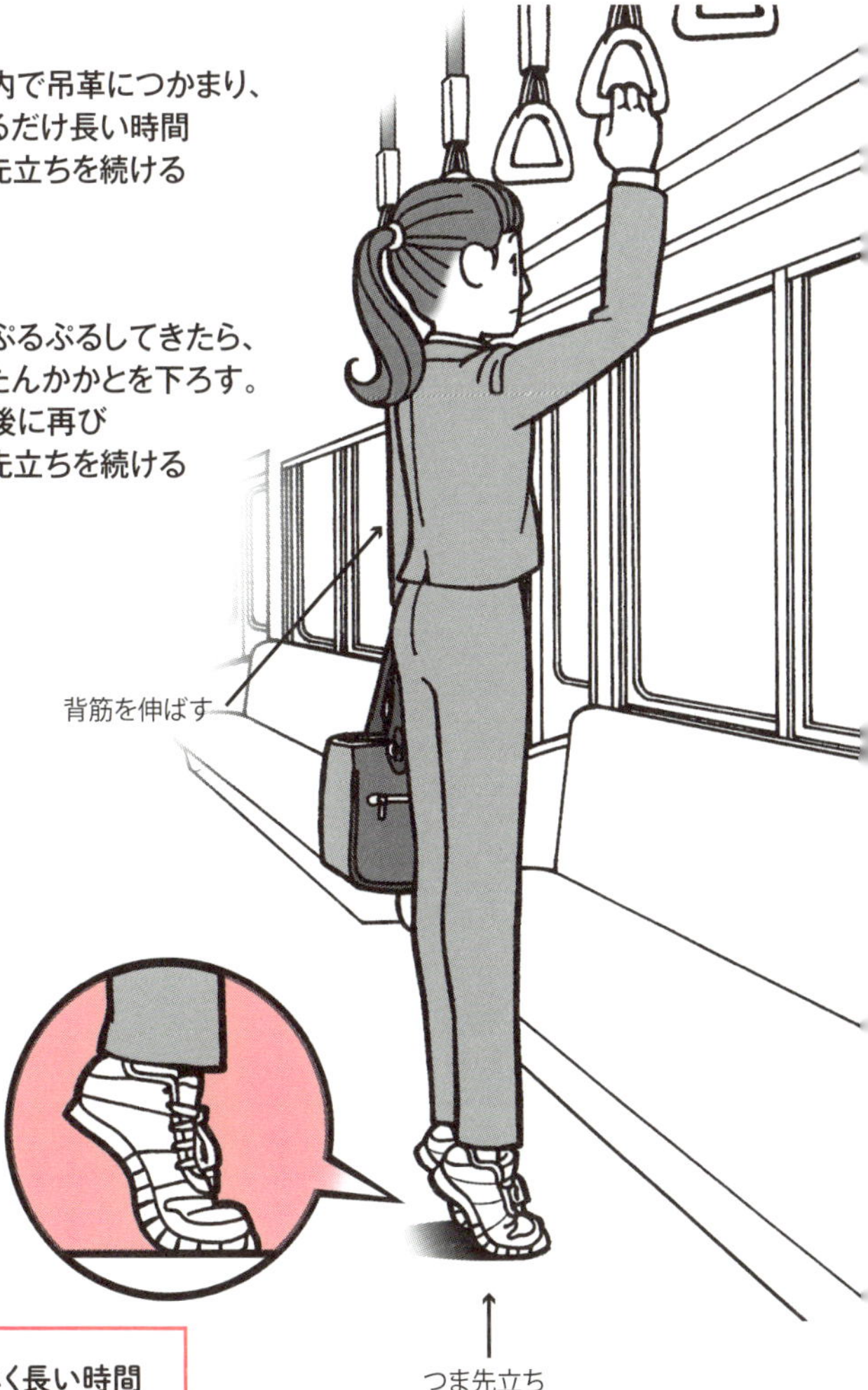

1回：なるべく長い時間
目安：2〜5回

このトレーニングでは、かかとを上げたり下げたりするのではなく、つま先立ち姿勢を維持し続けるのがミソ。長くつま先立ちをしていれば、次第にふくらはぎやアキレス腱あたりがぷるぷるしてきますが、電車内ではそれに加えてガタゴトとした揺れや振動が加わります。こうした環境がふくらはぎの奥のほうのあまり使われていない筋肉を効果的に刺激することになるわけです。

もちろん、「ぷるぷるサイン」が出てきたら、いったんかかとを下ろして足を休ませてOK。ただ、より効果を上げるためにも複数回（2〜5回）繰り返して行なうことをおすすめします。

きっと、毎日電車に乗っている人なら、**通勤・通学時間をトレーニングタイムに変えられることになり、日々着実に効果を積み重ねていけるようになる**のではないでしょうか。また、冷え症の人には「電車内の冷房が苦手」「電車の中でとくに足元が冷える」という方が多いのですが、そういう方もこの体操を習慣にすれば、足元の冷えを撃退していくことができるはずです。

ただ、重いカバンなどを持ちながら行なうと、よろけてバランスを崩したり、体を歪ませたりすることにつながりかねないので注意してください。それと、このトレーニングをする際は、必ず吊革につかまって行なうのが条件です。そのうえで、急ブレーキがかかったときなどに足をくじいたりしないよう、十分に気をつけて行なうようにしましょう。

——以上が「ぷるトレ」の7つのメニューです。それぞれのネーミングからもお分かりいただけたかと思いますが、どのメニューも楽しみながら長く続けていけるように工夫してあります。

ぜひみなさん、これらを実践して、「ふるえの力」を生かしながら発熱力を高めていくようにしてください。「ふるえ」を活用すれば、小さな労力で大きな健康効果を手に入れていくことができるのです。さあ、日々コツコツとトレーニングを続けて、体を内側から生まれ変わらせていくようにしましょう。

さらにプラスα

忍者ぷるぷる体操〈足バージョン〉

こちらは寒くて足の先まで冷えてしまったときなどにおすすめです。腰などを痛めないよう、座った状態で、手を後ろにつけた楽な状態で行なってください。

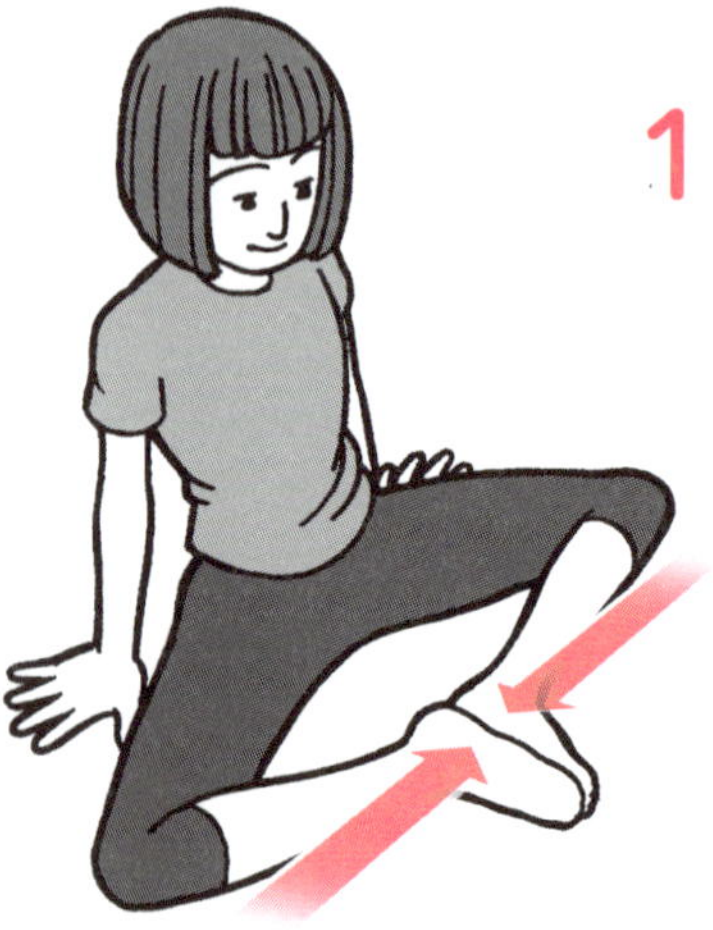

1 両足の裏をぴったり合わせ、足に力を入れてぷるぷるサインが出るまで押しつけ合う

2 両足の甲をからめ、足に力を入れてぷるぷるサインが出るまで左右に引っ張り合う

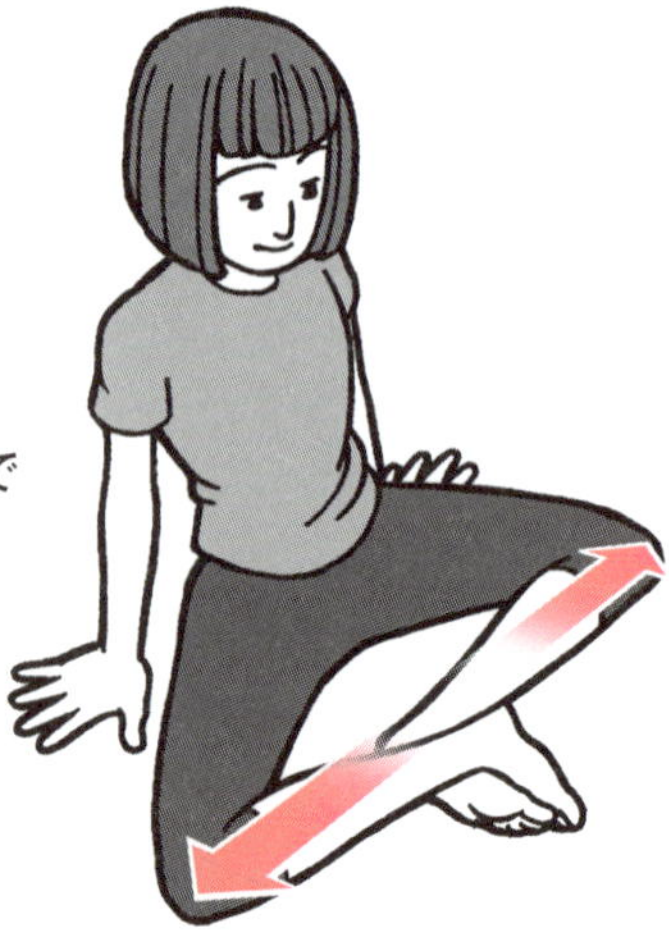

1回：数十秒～1、2分
目安：1と2を交互に2～5回

第4章

毎日の生活のちょっとした工夫で「熱活」を行なう10のコツ

「熱活」をして生活の中でしっかり熱を生み出していこう

前章までは、発熱力を高めるためには「ふるえ」を活用することがたいへん有効であり、その効果を引き出すにはどんなトレーニングをすればいいのかを中心に述べてきました。

ただ、**発熱力を高める手段は「ふるえ」だけではありません**。

もちろん、「ぷるトレ」は発熱力を高めていくためのもっとも有効な方法なのですが、そのほかにも毎日の生活の中で「発熱力を高めるためにやっておいたほうがいいこと」はいろいろあるのです。

食事や運動はもちろん、水分の摂り方や入浴の仕方などにも、〝この点をちょっと工夫しておけば、より発熱力の向上につなげていける〟という生活のハウツーがいろいろとあるわけですね。

なお、私は、「日々の生活の中で工夫をしながら発熱力を高めていく活動」を**「熱活」**と呼んでいます。就職活動を縮めて「シューカツ」と呼ぶのと同じように、「発熱活動」を縮めて「ネッカツ」です。

私は、「熱活」は、毎日を健康に暮らしていくための基本だと考えています。日々「ぷるトレ」と並行して「熱活」を実践していけば、より効率よく、よりスムーズに「体の中から発熱する力」をアップしていくことができます。そして、「熱活」が板についてきて発熱力がアップしてくれば、「病気や不調を防ぐ力」「健康になる力」を着実に向上させていけるようになるでしょう。

この第4章では、こうした「熱活のコツ」を紹介していきます。

ご紹介するコツは全部で10項目。

これら「10の熱活のコツ」は、冷えや低体温の対策としてネットや本・雑誌などでよく言われているようなことではなく、「あまり知られていない生活のコツ」を中心にセレクトしてあります。

ぜひみなさん、「ぷるトレ」と共にこれらの「熱活のコツ」を実践して、日々着実に発熱力を高めていくようにしてください。そして、毎日の暮らしの中でしっかりと熱を生み出していくようにしましょう。

【熱活のコツ1】

肝臓マッサージで体を温める

「ぷるトレ」以外の「熱活」として、私がいちばんにおすすめしたいのが「肝臓マッサージ」です。

みなさんは、肝臓が「熱を生み出す臓器」であることをご存じでしょうか。

肝臓は人間の内臓でもっとも大きな臓器で、「体の化学工場」と呼ばれるように非常に多くの物質の分解や生成に関わっています。たとえば、糖、たんぱく質、脂肪を代謝・貯蔵して、必要なときにエネルギーとして供給するのも肝臓の役割。それに、アルコールや有害物を分解して無毒化したり、胆汁をつくって脂肪の消化・吸収を助けたりしているのも肝臓の役割です。

そして、このように「化学工場」として多くの役割を果たしながら、肝臓は日々たくさんの熱を生み出しているのです。実際、肝臓の体温は41度以上もあり、他の臓器よりも5度程度高いとされています。また、肝臓には全身から非常に多くの血液が出入りしていて、1日に処理される血液の量はなんと約2160ℓにも上るとされています。

すなわち、**肝臓は体の中の「一大発熱工場」であり、肝臓の働きをよくすれば、発熱力を向上させて体温アップにつなげていくことができる**のです。言わば、肝臓が元気になると発熱工場の生産力が上がってさかんに熱を生み出すようになり、発熱工場経由で温かく新鮮な血液が全身を巡るようになって、しっかり体を温めてくれるようになるわけですね。

では、いったいどうやって肝臓の働きをよくすればいいのか。その手段として私が推奨しているのが「肝臓マッサージ」なのです。

じつは、**肝臓は外側から「もめる」唯一の臓器**。肝臓の端のほうが右の肋骨の下に位置していて、そこを指でポンピングするように押すことによりマッサージをすることができるのです。

ちなみに、ボクシングの「レバー・ブロウ」は、右の肋骨下の肝臓の位置にパンチをヒットさせることを指します。マッサージができるくらい皮膚表面近くにあるため、ここにパンチをヒットさせると相手に大ダメージを喰らわせることができるというわけです。ただ、パンチの打撃でダメージを受けやすいということは、やさしくもんであげればプラスの効果が表われやすいということでもあるのです。ぜひみなさんも実際に「肝臓マッサージ」を試してみてください。

右の肋骨の下（やや中央より）を指で押したりゆるめたりしながらやさしくマッサージをすると、発熱工場の産熱機能が高まって、体がポカポカと温まってくるようになるはずです。また、代謝機能や解毒機能も向上するため、体温アップ以外にも、疲れがとれやすくなったり、胃腸の調子がよくなったりといった効果も感じられるようになることでしょう。

さらに、マッサージによって肝臓の働きがよくなると、「ヘパリン」という物質の分泌が促進されるようになるのですが、この物質には血行を促進したり、細胞の新陳代謝を促したり、保湿を高めたりする働きがあることが知られています。肌の血色をよくしたり肌をうるおわせたりすることにもつながるので、女性にとっては「美肌」といううれしい〝おまけ〟もついてくるかもしれません。

なお、この**「肝臓マッサージ」は、毎日行なうとかえって肝臓を疲れさせてしまうこともあるので、1～2日おきで週に2、3回を目安に行なうようにする**といいでしょう。1回のマッサージ時間は1分程度にしてください。

「肝臓マッサージ」の３つのやり方

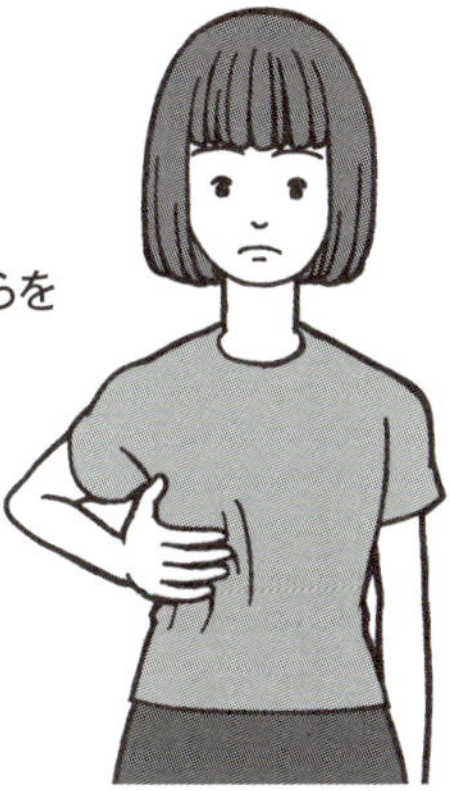

①肝臓さすり

右肋骨下の肝臓を右手の手のひらを
使って少し強めにさする

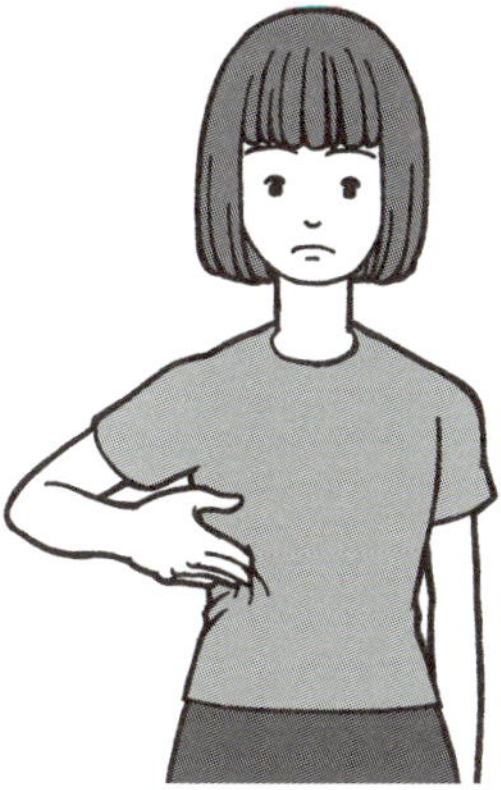

②肝臓指先ローリング

右肋骨下の肝臓に右手の指先を
当て、3本の指先でローリング
するようにマッサージする

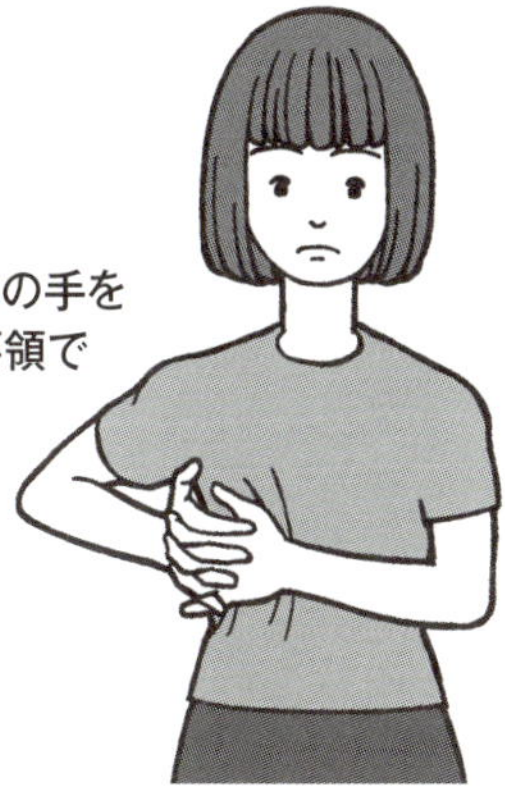

③肝臓ポンピング

右肋骨下の肝臓の位置で左右の手を
組み合わせ、ポンピングする要領で
マッサージする

1回：それぞれ1分程度
目安：1～2日おきで週に2、3回

それと、指でマッサージするだけでなく、右の肋骨下に手のひらでゴルフボールをころころ転がしてマッサージするのもおすすめ。また、右の肋骨下に携帯用のカイロを貼って温めるのもいいでしょう。

とにかく、肝臓という高熱臓器を調子よく保っていくことは、発熱力を維持向上していくための大きなカギ。私は、「ぷるトレ」で産熱機能を高めるのと並行して「肝臓マッサージ」を行なっていけば、「熱活」として最強の習慣となり得ると考えています。

ですから、ぜひ、みなさんも「肝臓マッサージ」を定期的に行なうのを習慣づけてみてください。あと、言わずもがなのことではありますが、アルコールや脂肪の摂り過ぎにも十分注意して、食習慣の面でも肝臓を疲れさせないように心がけていくようにしましょう。

【熱活のコツ2】 水分の摂り過ぎに注意する

人体の約60％は水分です。さらに、その水分の3分の2は、およそ100兆個の細胞に存在しています。

水分が不足すると、全身の細胞が正常に機能しなくなり、わたしたちはたちまちいつも通りの生命活動を維持できない状態に陥ってしまいます。とりわけ、発汗によって大量の体内水分が失われる夏場や運動時は要注意。だから、わたしたちは普段から小まめに水分を摂取し、決して不足させることのないように気をつけていかなくてはならないわけです。

しかし、だからといって摂り過ぎるのもいけないのです。

なぜなら、**水分の摂り過ぎは体を冷やすことにつながってしまう**から。水の温度は体温より低いため、必要以上に摂り過ぎると、内側から胃腸などの内臓を冷やしてしまいます。それに、必要以上の水分は体のあちこちに滞って「むくみ」を引き起こす原因にもなります。

みなさん、体という入れ物の中に余分な水がなみなみと入った状況を想像してみてください。水がなみなみと入ったヤカンは、火にかけても温まるのが遅く、なかなかお湯が沸きませんよね。それと同様に、水分の摂り過ぎで体内に余分な水が滞っていると、筋肉などが発熱していても「なかなか温まらない」ということになってしまいます。それに、むくみによって体表近くに水分が滞っていると、外気の冷えの影響も受けやすくなります。

すなわち、普段から水分を摂り過ぎていると、このように「温まりにくく、冷えやすい体」になっていってしまうというわけです。

つまり、水分に関しては、不足させてもいけないし、摂り過ぎてもいけないのだということ。では、1日に飲むべき水分量はいったいどれくらいがいちばん適量なのでしょうか。

これは、「体重（kg）×1kg当たりの必要水分量」で算出することができます（1kg当たりの必要水分量は、幼児100〜120㎖、子ども50〜100㎖、成人50㎖、高齢者40㎖）。成人の場合、体重50kgの人であれば、約2500㎖、すなわち2・5ℓが1日に必要な水分量となります。

もっとも、これは食事に含まれる水分量も「込み」の量です。食事で摂取される水分量の平均が1・5ℓなので、**成人の場合、1日だいたい1ℓ程度は水分を摂ったほうがいい**ということになります。

ただ、これはあくまでひとつの目安。私は、水分摂取でもっとも大事なのは、そのときそのときの気温や環境、体調コンディションによって、摂取水分量をかしこくコントロールしていく姿勢だと思います。簡単に言えば、暑いときや運動するときは不足させないように多めの水分を摂らなくてはならないし、体がむくんでいるときや胃腸に水分がたまっていると感じられるときは水分を控えたほうがいいということ。そういうふうに、状況に合わせて「自分の体の水分量」をモニターするようなつもりで摂取量をコントロールしていくのがおすすめなのです。

ぜひみなさんも、状況に合わせてかしこく水を飲むように習慣づけていきましょう。

【熱活のコツ3】脂肪はほどよく蓄える

人の体において皮下脂肪は保温効果のある「断熱材」のような役割を果たしています。体表近くに蓄えられることにより、外気の暑さや寒さから内臓をガードしているわけです。また、女性に皮下脂肪が多いのも、女性には妊娠・出産があり、脂肪が新しい命を守る役割を果たすためだとされています。

そう言えば、じつは筋肉もりもりの人の中にも冷えを感じる人はけっこう少なくありません。筋肉が多ければ、さかんに熱を生み出しているはずなのにどうして冷えるのか。その理由が脂肪が少なすぎるせいなのです。**体脂肪がほんの数パーセントというくらいにまで肉体を鍛えていると、脂肪という断熱材がほとんどないような状態です**。そうすると、筋肉が体の中から熱を生み出していても、その熱がキープされずに逃げ出してしまいやすくなります。そのうえ、脂肪という断熱材が少なすぎると外気温の影響を受けやすくなるため、冷気によって体が冷えやすくなってしまうというわけです。

ですから、あまりに脂肪が少なすぎるのも考えもの。アスリートや筋トレ好きの人の中には筋肉ばかりつけて脂肪を極端に減らしてしまっている人が少なくありませんが、冷えを防いで熱をため込む「ポカポカの体」にしていくには、むしろ適度な量の脂肪をまとっていたほうがいいのです。

もっとも、だからといって皮下脂肪が多すぎるのもよくありません。

脂肪の肉づきがいい人の中には、体の冷えに悩んでいる人が数多くいらっしゃいます。しかも、「おなか、お尻、太ももなど、脂肪が多い部分がとくに冷える」というケースがとても多いのです。

みなさん、どうして保温をする脂肪が多いのに冷えてしまうのか、その理由が分かりますか？

それは、保温するはずの脂肪が「保冷剤」のような役割を果たしてしまっているため。脂肪には「冷えにくい」という特徴もあるのですが、いったん冷えると、「冷えをため込んでしまい、なかなか元に戻らない」という特徴もあります。つまり、**わたしたちの体に大量に蓄えられた脂肪組織は、いったん冷えるとコチコチに凍った保冷剤のようになり、解凍されないままわたしたちの体をどんどん冷やしていってしまう**ことになるわけです。

しかも、脂肪が多い太った人には、体を動かすことが嫌いで、筋肉量が少なかったりろくに筋肉を使っていなかったりするタイプが多いもの。そういう人は筋肉の発熱力も大きく低下しているし、脂肪という「保冷剤」もたくさん抱えているしで、ダブルパンチで体の冷えを進ませてしまっている可能性が高いのです。きっと、みなさんの中にも心当たりのある方がいらっしゃるのではないでしょうか。

筋肉・脂肪と冷えやすさの関係

筋肉質の人

筋肉が多く、
脂肪が少なすぎる人

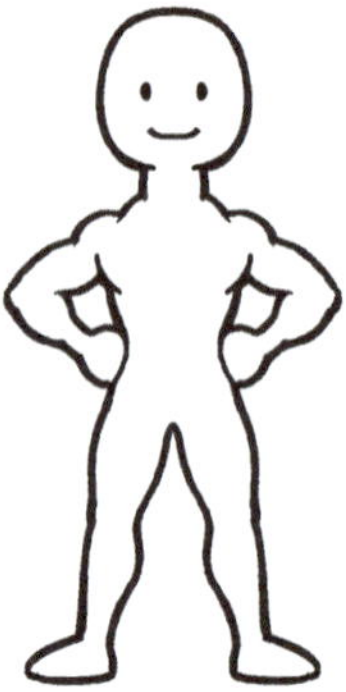

筋肉はあるものの、脂肪という断熱材が少ないために熱が逃げやすく、冷えやすくなる

太った人

筋肉が少なく、
脂肪が多すぎる人

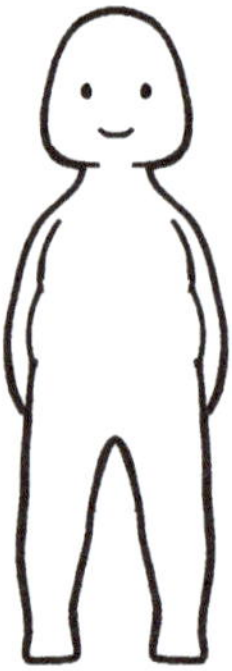

脂肪の量が多いと、脂肪が保冷剤のように冷えをため込んでしまい、とても冷えやすくなる

やせた人

筋肉も脂肪も、
両方とも少ない人

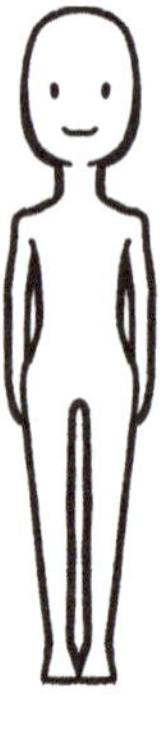

筋肉が少なく生み出せる熱量が少ないうえ、脂肪という断熱材も少ないため、たいへん冷えやすくなる

それと、いちばん冷えの影響を受けやすいのは、筋肉も脂肪も両方とも少ないタイプの人です。このタイプはやせ型でほっそりした人に多く、こういう人は筋肉量が少なく生み出せる熱量が少ないうえ、脂肪という断熱材も少ないため、せっかく生み出した熱が逃げてしまいやすく、外からの冷えの影響もたいへん受けやすい傾向があるのです。

ちなみに近年は、無理なダイエットを行なった影響で筋肉も脂肪も両方落としてしまっている女性が増えてきています。そういう人には深刻な冷え症状や低体温に悩んでいる人が多く、その他にもさまざまな不調や病気を抱えている人が非常に目立ちます。

とにかく、わたしたちが体を健やかに守り抜いていくには、筋肉も脂肪も両方とも絶対になくてはならないものなのです。筋肉を減らしてしまっては熱を生み出すことができなくなってしまいますし、脂肪は多すぎても少なすぎても冷えにつながってしまいます。

だから、**しっかりとした筋肉を保ち、その筋肉をしっかりと動かして熱を生み出**

し、ほどよい量の脂肪を身にまといつつ、生み出した熱を体から逃がさないようにしていくのがベスト。ぜひみなさん、この姿勢を「基本のキ」として守っていくようにしましょう。

【熱活のコツ4】　腸を冷やさないようにする

みなさんは、冷たいドリンクなどを飲み過ぎて、おなかを壊して下痢をした経験はありませんか？

じつは、下痢をするのは、腸がよけいな水分を排出することで自らの温度を上げようとしているからなのです。すなわち、一種の防衛反応。冷たい飲み物によってあまりに腸が冷えてしまったために、水分を減らして少しでも温まろうとしているわけですね。

このように、わたしたちの腸は冷えが苦手です。近年は、腸に消化や吸収だけでなく免疫やホルモン生成などの非常に多彩な働きがあることが分かってきています。それに、腸内には1000兆個と言われる腸内細菌が棲みついていて、生体維持に欠かせない働きをしていることも知られるようになってきました。しかしながら、**腸が冷えると、腸内細菌の活動も弱り、腸のさまざまな働きが一気に停滞するようになってしまう**のです。

腸が冷えてしまうのには、冷房風、寒い環境での薄着、夜間の寝冷えなど多くの要因がありますが、なかでももっとも重大な影響をもたらしているのが冷たい食べ物や飲み物の摂り過ぎです。

もともと、腸という器官は、臓器そのものが発熱筋であり、蠕動《ぜんどう》運動（筋肉の収縮運動）をすることによって熱をさかんに生み出しています。でも、その腸という細長い管に冷たい食べ物や飲み物がのべつまくなしに入ってきたとしたら、いったいどのような状態なることでしょう。

当然ながら、腸が内側から冷えてしまいますよね。冷えれば腸の機能が全般的に低下し、蠕動運動も低下して、熱をろくに生み出さなくなってしまうことでしょう。また、**腸が冷えると、腸の周辺の臓器にも影響が及び、子宮、卵巣、膀胱、腎臓なども冷えて働きを落としてしまう**ようにもなります。そして、おなか全体が冷え、下痢や便秘などの腸の不調にとどまらず、さまざまな病気やトラブルへとつながっていってしまうわけです。

現代の日本人は冷たい食べ物や飲み物にあまりにも無防備すぎです。カフェやファミレスでは氷入りの水が当たり前に出てきて、それをわたしたちは何の疑問もなく飲んでいます。通りの自動販売機にも、家の冷蔵庫にも、冷えたドリンクがあり、わたしたちはほとんどいつでもどこでも飲むことができます。居酒屋に行けばキンキンに冷えたビール、コンビニに行けば選り取り見取りのアイスクリーム、家に帰れば冷たいそうめん、冷たいおつまみ、冷たいフルーツ……こんなにもしょっちゅう冷たいものが入ってきたら、腸があまりの寒さに悲鳴を上げて機能を落としてしまうのも無理はないでしょう。

だから、わたしたちは**冷たい食べ物や飲み物はできるだけ控え、なるべく温かい食べ物や飲み物を摂るように心がけて、腸という発熱筋をいたわるようにしていかなくてはならない**のです。

どんな食べ物、どんな飲み物が腸を冷やしてしまうのか、どんな食べ物、飲み物が体を温めてくれるのかは、いまさらここで述べなくても、みなさんだいたいお分かりでしょう。

私は、「筋肉をしっかり発熱させる」「肝臓をちゃんと温める」「普段から腸を冷やさないようにする」の3つは、ポカポカの体をつくっていくための「熱活3本柱」だと思っています。ぜひ、腸を冷やさない食生活を心がけて、この3本柱を大事にしていくようにしてください。

【熱活のコツ5】 しょうがには頼り過ぎないほうがいい

体を内側から温めてくれる食べ物として、幅広い方々に人気があるのが「しょうが」です。とりわけ、冷えや低体温に悩む人の中には「しょうがの温め効能」に厚い信頼を置いている人が多く、スープや鍋料理に加えたり、すりおろしてドリンクに入れたりして日常的に摂っている人が多いと聞きます。

しかし、私は、しょうがの効能にあまりに頼り過ぎるのはちょっと考えものだと思っています。

冷えや低体温を根本から解決するには、体の中から発熱力を高めていかねばならず、それには、どうしても「使われていない筋肉」を「ふるえ」などの運動で目覚めさせていかなくてはなりません。でも、残念ながら、**しょうがをどんなに摂り続けたとしても、しょうがで筋肉を目覚めさせることはできない**のです。ですから、しょうがに対してはあまり過大な期待を抱かないほうがいい。少なくとも「しょうがさえ摂っていれば冷えや低体温が治る」といったように考えるのは〝幻想〟だと思ったほうがいいでしょう。

それに、みなさんは「生のしょうが」と「加熱したしょうが」ではだいぶ成分が違ってしまうことをご存じでしょうか。

しかも、生のしょうがは、体を温めるというよりも、むしろ熱を下げたいときにおすすめの食材なのです。

そもそも、生のしょうがにはジンゲロールという成分が豊富に含まれています。ただ、この成分は手足などの表面を一時的に温めるだけなのです。たしかにジンゲロールが体内に入るとポーッと体が熱くなりはするのですが、その効果はほんの一瞬限り。しかも、一瞬熱くなったときに発汗が促されるため、その後、逆に体を冷やしてしまうように作用します。このため、生のしょうがは、風邪を引いて熱を下げたいときなどに摂るといいとされているわけです。

一方、加熱したしょうがの場合は、ショウガオールという成分が豊富。そして、このショウガオールには、長時間にわたって体を温める作用があるのです。だから、しょうがに温め効果を求めるのであれば、生で食べるよりも加熱して食べるほうが絶対におすすめだということになります。

とにかく、こういった生と加熱の違いを知らないまま、**「しょうがさえ食べていれば、すべて解決」といった姿勢でいると、毎日生のしょうがばかりを摂ってかえって体を冷やしてしまったなんていうことにもなりかねません。**

ですから、盲目的にしょうがに頼ってしまうのは禁物なのです。

もちろん、生であれ、加熱であれ、たまにおいしく食べるためにしょうがを利用する分にはまったく問題ありません。ただ、食事だけでなく何事にも言えることだと思いますが、もっとも肝心なのは「ひとつに頼り過ぎないこと」なのです。みなさん、この点をしっかりと肝に銘《めい》じておくようにしましょう。

【熱活のコツ6】「風邪を治すためにたくさん汗をかく」のは筋違い

風邪やインフルエンザに見舞われて高熱が出たとき、意図的に汗をたくさんかこうとする人がいます。

たとえば、ふとんをたくさんかけたり湯たんぽを入れたりして、〝これでもか〟というくらいぐっしょりと汗をかく。そうやって無理やりにでも汗をたくさんかけば治るだろうというわけです。

しかし、こうした試みは残念ながら「筋《すじ》違い」なのです。

おそらく、「汗をたくさんかいて治そう」とするのは、過去、「高熱が出ているときに、汗をたくさんかいたら熱が下がって気分もすっきりした」という経験を何度もしているからなのだろうと思います。

たしかに、発汗には体温を下げる作用があります。汗をかくと、同時に体内にこもった熱が外へ放出され、体温が下がるのです。そのため、「汗をかいた→熱が下がった→治った」という自身の経験により、「汗をたくさんかけば風邪やインフルエンザが治る」と思い込んでしまうのも無理はないと思います。

ただ、これは「汗をかいたから治った」のではありません。正しくは「治ったから汗をかけるようになった」ということなのです。

風邪やインフルエンザで熱が出ているのは、体内において免疫細胞がさかんにウイルスと闘っている証拠なのだということは先にも紹介しました。ウイルスが熱に弱いのに対し、白血球などの免疫細胞の活動は熱が高いほうが活発になる。だから、免疫細胞の攻撃力を上げるために体温を上昇させ、ウイルスを撃退しやすい環境をセットしているわけです。

もっとも、免疫細胞がウイルスとの闘いに勝利してしまえば、もう熱を上げる必要はありません。もう闘う必要はないから〝じゃあ、そろそろ熱を下げようか〟ということになります。

すなわち、そういうときにたくさんの汗をかいて体内の熱を放出し、体温を下げているのです。

言わば、**汗をかくのは、「免疫細胞がウイルス撃退に成功しましたよ」という勝利宣言のようなもの**。戦闘中は熱を維持するために汗もかけなかったのが、長い闘いの末に勝利し、「戦闘モードを終結させて、通常モードの体温に戻しましょう」となったことで、ようやく汗をかける状態になったわけです。

そこでみなさん、考えてみてください。

免疫細胞がまだウイルスとさかんに闘っている「戦闘のさなか」のとき、無理やりに汗をかいて熱を下げてしまったらどうなると思いますか？　そう、まだ「勝利宣言」が出ていないのに熱を下げてしまったら、かえって免疫細胞の力を落とし、ウイルスを勢いづかせてしまうことにもなりかねませんよね。逆に、病気が長引いてしまう可能性も十分にあります。

だから、**風邪やインフルエンザで熱が出たときに「無理やりにでも汗をかいて治そうとする」のはNG行動**なのです。

もちろん、あたたかいふとんで体を温め、頭は冷やし、水分をしっかり摂って安静を維持することは大事です。ただ、汗をたくさんかくほど体を外から温める必要はまったくありません。

無理に外から温めずとも、体は「熱の上げ時」「熱の下げ時」をちゃんと分かっています。免疫細胞が闘うべきときはしっかり熱が上がり、闘いが終われば自然に汗をかいて熱が下がるようになっているのです。

ですから、ヘンに小細工をしようとせず、風邪やインフルエンザとの闘いの終結を告げる「発汗」という勝利宣言が出るまで、ふとんにくるまりながら辛抱するほうがいい。自分の免疫の力を信じ、体の自然治癒力を信じて安静に寝ているほうが身のためなのです。

【熱活のコツ7】「足の冷えが不調と老化を呼び寄せる」と心得る

よく言われることではありますが、冷えをこじらせないためには、下半身、とくに足を冷やさないことが大切です。

心臓から遠い足には血液やリンパ液などの水分が滞りやすく、滞留してむくんだ水分が冷やされて、冷えを感じるようになります。また、そうした**足の冷えを放っておくと、だんだん全身の血液循環が悪くなり、足の冷えやむくみもよりいっそう悪化していくことになります**。そして、こうした悪循環がさまざまな不調や病気へつながっていくのです。

たとえば、女子高生は、夏はもちろん冬の寒い時期でもミニスカートをはいて平気な顔をしていますが、大学生やＯＬとなって20代半ばくらいになると、もう足や体が冷えてしまってミニスカートをはけなくなるといいます。なおかつ、ちょうどミニスカートがはけなくなる20代半ばあたりから、冷え、むくみ、だるさ、肩こり、腰痛、肌荒れ、たるみ、便秘、不眠、イライラなどのさまざまな不調やトラブルに見舞われることが多くなってくるのです。

これは、女子高生時代にさんざん足を冷やしてしまったために不調を呼び込んでしまったようなものでしょう。女子高生時代は多少冷えてもなんとか若さで持ちこたえていたのが、20代半ばになると、運動不足で筋肉の熱を生み出す力が低下するようになり、体の病気や不調をガードする力がガクンと落ちて、不調やトラブルが一斉に噴出するようになってしまったというわけです。

またこれは、**足を冷やし、体の産熱機能を落としてしまったせいで「老化」を進ませてしまったようなもの**。若い女性に対して「老化」だなんて失礼かとは思いますが、このように体の中から熱を生み出す力が落ちてくるのは、体の活力エネルギーがじりじりと低下している証拠であり、まぎれもなく体内の老化が進んでいるものと見ていいのです。

それに、こうした体内老化が進めば、その影響が肌の荒れやたるみ、くすみ、シワなどにも現われてくるため、いずれ外見的な面でも「老化現象」が進むようになっていってしまいます。

なお、近年は不妊に悩む女性が増えていますが、じつはこれにも体の冷えや産熱機能の低下が大いに影響しているのです。昔の人は「女は下半身を冷やすな」「女は足を冷やすな」と口酸っぱく言っていたものですが、それは、冷えによって妊娠・出産する力を落とさないようにするためだとされています。「秋ナスは嫁に食わすな」というのも、「秋ナスは体を冷やすから、妊娠・出産を控えた嫁には食べさせないほうがいい」という配慮から来ているとの説が有力ですね。

このように、**女性の健康と美容にとって、冷えはものすごく厄介な大敵なのです**。たとえ若いときは平気に感じていても、冷えに対して無防備な態勢をとっていると、ダメージが少しずつ蓄積していき、後年になって大きな代償を支払わされることになりかねません。

ですから、女性の方は、足の冷え、下半身の冷えに十分ご注意ください。発熱力をキープし、冷えをしっかりガードして、みすみす不調や老化を呼び込まないようにしていきましょう。

【熱活のコツ8】　長く座り続けない、小まめに体を動かす

先にも述べたように、いまは生活が便利になり、たいていのことがわざわざ体を動かさずとも済むようになりつつあります。そのせいで筋肉を動かす機会が減り、筋肉量が減ったり使われない筋肉が増えたりするようになって、どんどん発熱力が落ちてきてしまっているわけですね。

こうした筋肉を再活性化させて発熱力を取り戻していくために、「ぷるトレ」が有効であることもすでに述べました。

ただ、言うまでもないことだとは思いますが、「ぷるトレ」だけではなく、**「日常の生活でなるべく運動をしたり体を動かしたりして筋肉を使っていこう」という姿勢**も必要なのです。

もちろん、ジムに通って汗をかいたり、ジョギングをしたり、ウォーキングをしたりして、ちゃんと運動を行なって習慣にしていくのがいちばんの理想です。そうやって常日頃から筋肉を使っていれば、しっかりと筋肉量をキープして発熱力を高く保っていくことができるでしょう。

しかし、〝運動しなきゃいけない〟ということは分かっていても、なかなかやる気になれなかったり、やっても三日坊主で終わってしまったりする人も多いはず。運動が苦手な人、運動が嫌いな人には、ジム通いやジョギングはかなりハードルが高く感じられるものなのでしょう。

そういう方々は、わざわざハードルの高い運動をスタートしなくても構わないので、「ぷるトレ」に加えて、ふたつのルールを守るようにしていくことをおすすめします。

そのふたつのルールとは、**「長い時間座らないこと」**と**「小まめに体を動かすこと」**です。

そもそも、人間にとって「長い時間座りっぱなしでいること」ほど健康に悪いことはありません。

最近は「座る時間が長い人ほど寿命が短くなる」「座る時間が長い人ほど寝たきりになりやすい」といった研究も報告されているようですが、来る日も来る日も座りっぱなしの生活を送っていると、てきめんに筋肉が衰えて、生命活動の源となる熱エネルギーの生産が落ち込んでしまうのです。

ですから、「30分以上長く座り続けない」というルールを決めてしまったらどうでしょう。デスクワークなどで長く座らざるを得ないときは、30分に一度席を立ってトイレに行ったり軽くストレッチをしたりするだけでも構いません。10年、20年、30年という長いスパンで見れば、このルールを守るだけでも筋肉の保持率がかなり違ってくるはずです。

それと、どうせなら一緒に「できるだけ小まめに体を動かすこと」もルール化してしまうといいと思います。

先ほども述べたように、いまはたいていのことが体を動かさずに済むようになりつつあるため、ラクな状況に安住したままでいると、どんどん体がなまって筋肉が衰えていってしまうことになります。だから、**常日頃から「できるだけ体を動かそう」と**

意識して、手間ひまを惜しむことなく小まめに体を動かして行動をするように心がけるのです。

たとえば、メールで済むような連絡事項もわざわざこちらから出向いて伝えに行くとか、お金を下ろすときはわざわざ少し遠めのATMへ行ってみるとか、本を買うときはネット通販を利用するのではなくわざわざ書店に足を運んでみるとか、映画もわざわざ映画館へ足を運んでみるとか、掃除もラクして済ませずにたまには雑巾がけをしてみるとか、通勤帰りはたまにはひと駅前で降りて歩いてみるとか……。こういうふうに、簡単に済むことを、あえてひと手間ふた手間をかけて行なうようにしてみてはどうでしょう。

もちろん、いつもこういった手間ひまをかけろとは言いません。忙しいときや疲れているときもあるでしょうから、あくまで「できるだけ」ということで構いません。でも、このように「できるだけ小まめに体を動かそう」と意識して行動をしていれば、積み重ねていくうちにかなりの運動効果につながってくるはず。「長い時間座らない」と同様に、長いスパンで見れば、ゆくゆくは筋肉の保持率がかなり変わってくることでしょう。

とにかく、普段ろくに体を動かしていない人ほど、このふたつを意識して守っていくべき。**〝運動をやらないなら、せめてこれだけは〟**という消去法的な発想ですが、たったこれだけでも「やる」と「やらない」とではかなり大きく違ってくるものなのです。

【熱活のコツ9】入浴を工夫して効率よく体を温める

この本では、「体の内側から発熱力を高める方法」を主眼のテーマにしているため、入浴という「外側から体を温める方法」についてはそんなに多くのページを割いていません。

ただ、前にもお断りしたように、私は別に、入浴を「体を温める方法」として否定しているわけではないのです。

むしろ、「外側から体を温める方法」としては、入浴ほど効果的なものはないと思っています。日本人はお風呂好きですし、お風呂は基本的に毎日入るものですから、その1日1回の入浴の機会を大事にして、できるだけ効率よく「温め効果」を得られるように活用していくべきでしょう。

もっとも、誰もが入浴の「温め効果」を得られているかというと、必ずしもそうではありません。それというのも、**「間違った入浴法」「もったいない入浴法」をしている人がけっこう多い**からです。

まず、多くの人が間違っているのが「お湯の温度」。41度以上の熱いお湯に浸かるのがNGなのです。

「熱いお湯に浸かるほうが体が温まりそう」と思う人もいるかもしれませんが、じつはまったくの逆効果。お湯が熱いと長い時間浸かっていられませんし、入浴時間が短いと体の表面だけしか温まらないことになってしまいます。それに、体の表面しか温まっていないと、お風呂から出た後に体から熱が奪われやすく、たいへん湯冷めしやすくなるのです。

しかも、お湯が熱いと体に負担がかかるため、逆に疲れがたまってしまうことも少なくありません。いつも熱いお湯に浸かっている方は、入り方を見直したほうがいいでしょう。

では、どれくらいの温度がいいのかというと、38度から40度のぬるめにセットするのが最適。**夏は少しぬるめ、冬は少し温かめを意識して、38度から40度の範囲内で調整するといいでしょう**。いずれにしても、この範囲内のぬるめのお湯なら、長い時間浸かっていることができますし、リラックスしながらゆったり浸かっているうちに、体が芯まで温まってくるようになります。

お湯に浸かっている時間は20分程度が目安です。体や髪を洗ったりする時間も含めればだいたい30分といったところ。入浴時間は長ければ長いほどいいというものではなく、あまりに長くお湯に浸かっているとのぼせてしまうこともあるので注意してください。

また、夏の暑い季節は「湯船に浸からず、シャワーだけでさっと済ませる」という人もいるかもしれませんが、これもNG。シャワーには「体の温め効果」はほとんど期待できません。上から下へとお湯を流し、お湯を体の表面に伝えさせているだけでは体は温まらないのです。**お風呂の温め効果は、あくまで湯船に浸かってこそ得られるもの**と心得てください。

それに、いまは夏場でもエアコンの冷房風でかなり体が冷えてしまっていることが多いので、夏こそシャワーで済ますことなく、しっかり湯船に浸かって温まるようにしたほうがいいのです。38度くらいのお湯なら、夏でも快適で長い時間入っていられるので、「暑い季節こそ、湯船にゆっくり浸かる」のを、ぜひ習慣にするようにしてください。

なお、お風呂への入り方は、肩まで浸かる「全身浴」でも、腰まで浸かる「半身浴」でも、どちらでも構いません。ただし、半身浴の場合、首や肩などの上半身が冷えてしまうこともあるので、お風呂場が寒いご家庭の人はバスタオルなどを首・肩にかけて冷気から体をガードをするようにしてください。

それと、半身浴をする際は、下半身をお湯に浸しながら、上体で「ぷるトレ」をするのもいいでしょう。たとえば、両手を強く押しつけ合う「忍者ぷるぷる体操」（87ページ参照）を行なったり、両足を強く押しつけ合う「忍者ぷるぷる体操〈足バージョン〉」（108ページ参照）を行なったりすれば、お湯の温め効果に「ふるえ」の発熱効果が加わって、体を芯から温めることができるはずです。

ただし、お湯に浸かりながらのこうしたトレーニングは血圧が上がりやすいので行

お風呂に浸かりながらの簡単ぷるトレ

お風呂で「忍者ぷるぷる体操」

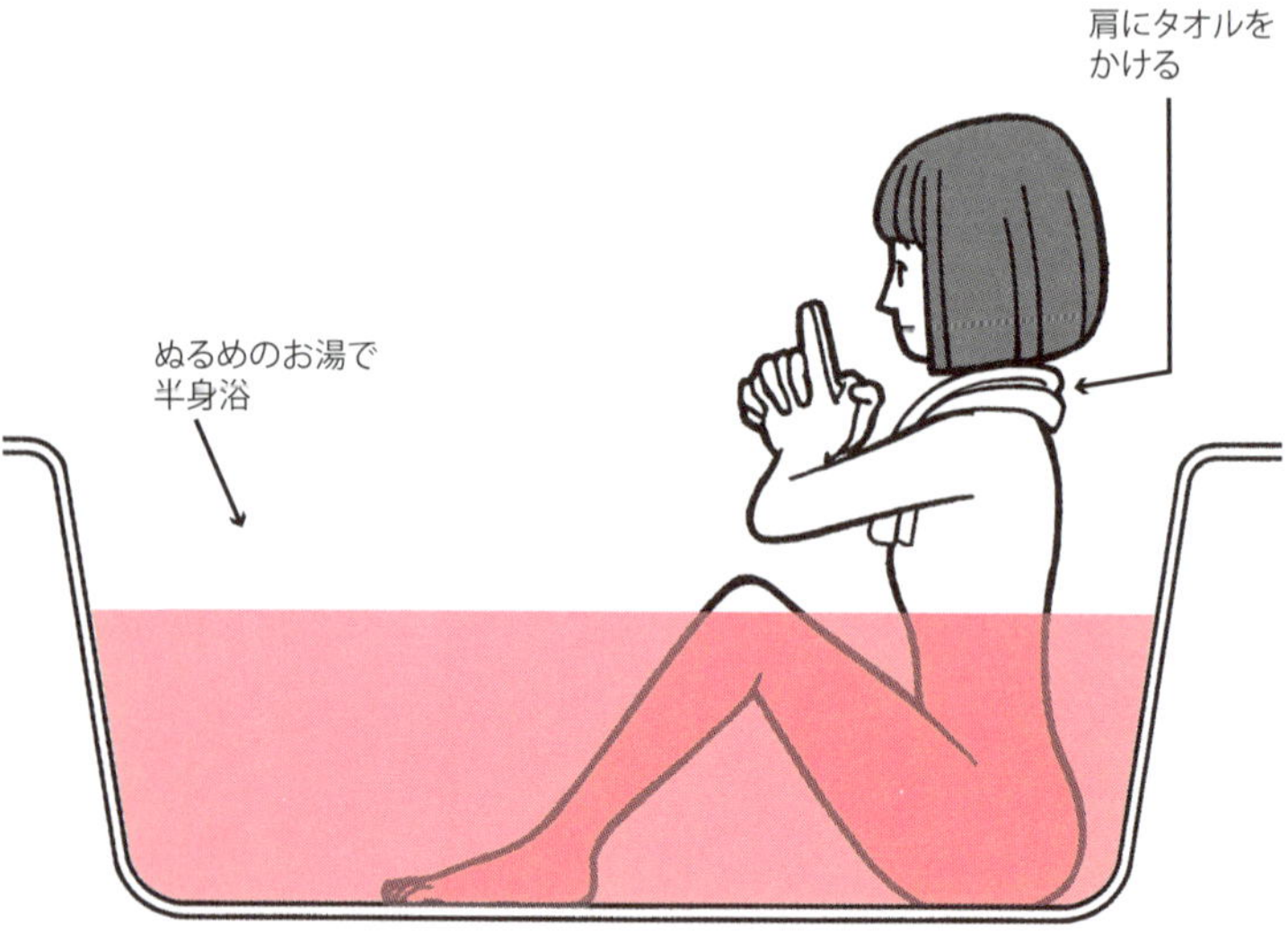

なう際には十分な注意が必要です。とくに**高血圧や心臓病、糖尿病などの持病がある方は、半身浴のみにとどめ、お湯に浸かりながら「ぷるトレ」を行なうのは控えておくほうがいいでしょう**。

あと、体を効率よく温めていくには、お風呂を出てからどんな行動をとるかもたいへん重要なポイントになります。

それというのも、湯冷めをしたら、せっかくの入浴の効果が台無しになってしまうからです。

たとえば、いちばんいけないのは、お風呂で温まった後、裸同然の格好でエアコンの利いた涼しい部屋に行き、キンキンに冷えたビールをごくごくっと飲んでしまうというパターン。夏の暑い時期、このようなパターンでお風呂上がりを過ごしている人はわりと多いのではないでしょうか。

でも、これでは、湯冷めをして体表からどんどん熱が奪われて冷えてしまうし、冷たいビールによって体の中からも冷やしてしまうことにもなります。風呂上がりにこういう行動をとっていては、日々のお風呂タイムが「体を冷やす時間」になってしまいかねないので注意しましょう。

お風呂上がりの行動でもっともおすすめなのは、浴室を出たらすぐにパジャマなどの服を着込んで、ドライヤーでしっかり髪を乾かして、できるだけ早くふとんにもぐり込んで寝てしまうことです。これなら、湯冷めをする危険もなく、体から熱を逃すことなく、ポカポカに温まった体を維持することができます。

それに、就寝前、ぬるめのお湯に浸かってゆっくり温まってからふとんに入るようにしていると、深部体温が下がるとともに自然な眠気が訪れるようになります。つまり、入浴後に早めにふとんに入るのは、体を温めるためだけでなく、寝つきをよくしてぐっすり眠るためにもたいへんおすすめの習慣なのです。

私は、こうした工夫をしながら入浴の効果を引き出していくのも大事な「熱活」だと思っています。ぜひみなさんも、日々「入浴熱活」をがんばって、その効果を最大限に活用していくようにしてください。

【熱活のコツ10】 肌のぬくもりを大切にする

ある調査によれば、「愛してる」などの愛の言葉を口に出すと、体温が平均0・8度上がるのだそうです。

この研究結果からすれば、**人を愛したり、恋したり、大切に思ったりする気持ちを持つことも発熱力を高める要素となり得る**のでしょう。昔から仲のいいカップルを「アッアッだねー」などと冷やかしたりしますが、ひょっとすると熱愛をしている人たちの体温は本当に上昇しているのかもしれません。

それと、私が発熱力という観点で注目しているのは、肌と肌のふれあい、すなわちスキンシップです。

恋人同士や夫婦であれば、肌と肌が接触する機会が多いですよね。セックスをすれば、性的興奮や運動によって当然ながら体温が上昇しますすし、セックスという要素を除いたとしても、カップルであれば、一緒のふとんで寝たり、ハグをしたり、手をつないだり、ひざ枕をしたりして、日常的に「相手の肌のぬくもり」を感じていることでしょう。そういうふうに人とスキンシップをとってお互いの肌のぬくもりや体温を感じ合うことが、わたしたちが体を温めていくにはけっこう大切なのではないかと思うのです。

もちろん、スキンシップを深められるのは、恋人や夫婦だけではありません。家族、親子、友人、仲間などの間柄でも、互いの肌と肌をふれ合わせてぬくもっていくことができます。たとえば、小さいお子さんのいる方は、だっこをしたりおんぶをしたりするだけでなく、子どもの体をこちょこちょくすぐって遊んだりしますよね。男の子ならプロレスごっこをしたりすることもあるかもしれません。それに、友人同士、仲間同士であれば、肩を組み体を寄せあって、笑い合ったり励まし合ったりすることもあるでしょう。

おそらく、こういうふうに**大切な人と肌と肌をふれあわせて体温のぬくもりを確かめ合うのは、わたしたちの本能にもともとインプットされていること**なのでしょう。野生の動物には、寒いときに群れの仲間と体を寄せ合い、体を擦り合わせて温まろうとするものが少なくありませんし、たいていの動物の赤ちゃんは、親に頭や体を擦りつけて甘える行動をとるものです。それと同じように、わたしたち人間にも、大切な人と体をふれあい、体温を融通し合って温まろうとする本能が組み込まれているのではないでしょうか。

それに最近は、肌と肌のふれあいによって「オキシトシン」というホルモンが分泌されることも分かっています。このホルモンは別名**「愛情ホルモン」**とも呼ばれ、分泌されると互いの愛情や信用を高める作用をもたらすのです。言ってみれば、肌のぬくもりを確かめ合うことが、人と人の絆を強固にするスイッチになっているというわけですね。

人間はひとりでは生きていけません。きっと、「〝ぬくもりのある存在〟〝温かみのある存在〟が近くにいて、手を伸ばしさえすればその体温を感じとれる」ということは、わたしたちが日々を生き続けていくうえでとても大事なことなのでしょう。ある意味、ぬくもりや体温が「生きるうえでの拠《よ》りどころ」のようになっているのかもしれません。

心が寒いとき、体が寒いとき、わたしたちは、身を寄せ合い、肌と肌をふれあわせて、体温を分かち合い、ぬくもりを分かち合いながら生きていくものなのです。そして、心を温め合い、体を温め合いながら、お互いに絆を確かめ合って生き続けていくものなのです。

それが、人間として正しい姿なのではないでしょうか。

ですから、みなさんもこういう「肌のぬくもり」を大切にしていくようにしてください。

私は、「人を愛すること」「人とふれあうこと」も大切な「熱活」のひとつだと考えています。ぜひ、身近な体温を大事にし、身近なぬくもりを大事にしながら、心と体を温めていくようにしましょう。

第5章

熱を生み出せる体になれば、寿命が延びる! 人生が変わる!

ヒポクラテスはすべてを知っていた

「患者に発熱するチャンスを与えよ。そうすればどんな病気でも治してみせる」
「筋肉を十分に使っている人は病気に罹りにくく、いつまでも若々しい」
「わたしたちの内にある自然治癒力こそ真に病を治すものである」

みなさん、これらが誰の言葉か分かりますか？　じつは、古代ギリシャにおいて「医学の父」「医聖」と称されたヒポクラテス（紀元前460年頃～紀元前370年頃）が遺した名言なのです。

つまり、ヒポクラテスは、病気を治すために発熱することが大事なことも、筋肉を十分に使うことが大事なことも、体の内側から治す力を高めていくことが大事なことも、二千数百年以上も前にすべて気づいていたのです。その慧眼《けいがん》には驚かされるばかり。やはり歴史に名を遺す天才は、「何がいちばん重要であるか」をしっかりと見極めているものなのですね。

ヒポクラテスは、「熱を生み出すこと」が人間の生命活動のいちばんの基本になっていることを看破していたのでしょう。病気になるかならないかも、病気が治るか治らないかも、健康に若々しく生きられるかどうかも、長生きをすることができるかどうかも、すべて熱をしっかり生み出せるかどうかによって決まってくる——。そう考えていたのではないでしょうか。

熱は、わたしたち人間の活力エネルギーの源泉です。

この熱という活力エネルギーをうまく利用していくことができれば、わたしたちはものすごく多くのことを変えていけるようになるでしょう。健康も、若さも、人生も、熱（＝活力エネルギー）がたくさん生み出されるようになれば、よりよい方向へと変えていくことができるはずです。

しかし、それにもかかわらずわたしたちは、これまであまり積極的に熱を利用しようとしてこなかった。おそらく、「熱や体温はもともと決まっているもの」「熱や体温は自分の力では変えられないもの」という先入観があったために、なかなか〝熱を上げて活力を生み出そう〟とか〝熱を生み出す力を上げて健康になろう〟とかという姿勢に至らなかったのかもしれません。

でも、これからは、そういう姿勢でいてはソンをするばかりだと思うべきでしょう。ここまで述べてきたように、「熱を生み出す力」は自分で向上させていくことができるし、それによって、健康も、若さも、人生も、自分の力で大きく変えていくことができるのです。

この最終章では、発熱力をつけて熱という活力エネルギーを生み出していくことが、わたしたち人間にとっていかに大きな幸せに結びついていくかということを述べていきたいと思います。ぜひみなさん、体の中から熱を生み出して、自分を変え、人生を変えて、幸せをつかんでいきましょう。

「ひとつひとつの細胞の力の衰え」が病気や老化を進ませる

通常、人はみな健康な人生を送ってできるだけ長生きをしたいと願っています。しかし、その願いを叶えることなく、早い段階で寿命に幕を下ろす人も少なくありません。そして、早く寿命を終える人の大多数は、病気や老化を進ませてしまった人だと言っていいでしょう。

では、いったい病気や老化を進ませてしまう原因は何なのか。私は、その原因は大きくふたつあると考えています。

ひとつは**発熱力の低下**です。これまで述べてきたように「体の中から熱を生み出す力」が落ちてくると、活力エネルギーが落ち、体温、血流、免疫などが軒並み低下して病気や老化が進みやすい状況に陥ってしまいます。

では、もうひとつの原因は何か。

それは**「細胞の力が弱ってくること」**です。

人間にはおよそ60兆個の細胞があり、その細胞のひとつひとつが本体の人間と同じように、日々栄養を取り入れ、老廃物を排出して生きています。でも、こうした栄養や老廃物の出し入れがうまくいかなくなったら、ひとつひとつの細胞はいったいどうなるでしょう。当然、得られるはずの栄養が得られず、排出されるはずの老廃物が排出されなければ、細胞はどんどん弱っていってしまいますよね。じつは、病気や老化の進行には、こうした細胞そのものの衰えが大きく影を落としているケースが少なくないのです。

では、こうした「細胞の衰え」を食い止め、元気な状態に回復させるには、いったいどうすればいいのでしょう。

そのカギを握っているのが**「イオンチャネル」**です。

イオンチャネルとは、ごくごく簡単に説明すれば、「細胞を出入りする血液の出入り口」です。

わたしたちの細胞が元気に働くには、栄養や酸素をたっぷり含んだ血液が細胞内に届けられる必要があります。それには「血流がよいこと」や「血管が丈夫であること」などが条件となるのですが、もうひとつ、絶対に欠かすことができない条件があります。それがイオンチャネル、すなわち、細胞の血液の出入り口がしっかり開いていることなのです。

細胞の出入り口が狭くなっていたら、いくら血流がよくても栄養や酸素が十分に細胞に届かないことになってしまいます。ところが、歳を重ねると、往々にしてイオンチャネルが狭くなり、細胞に十分な栄養が届かず、細胞が弱っていってしまうことが

イオンチャネルが狭いと細胞の力が弱ってくる

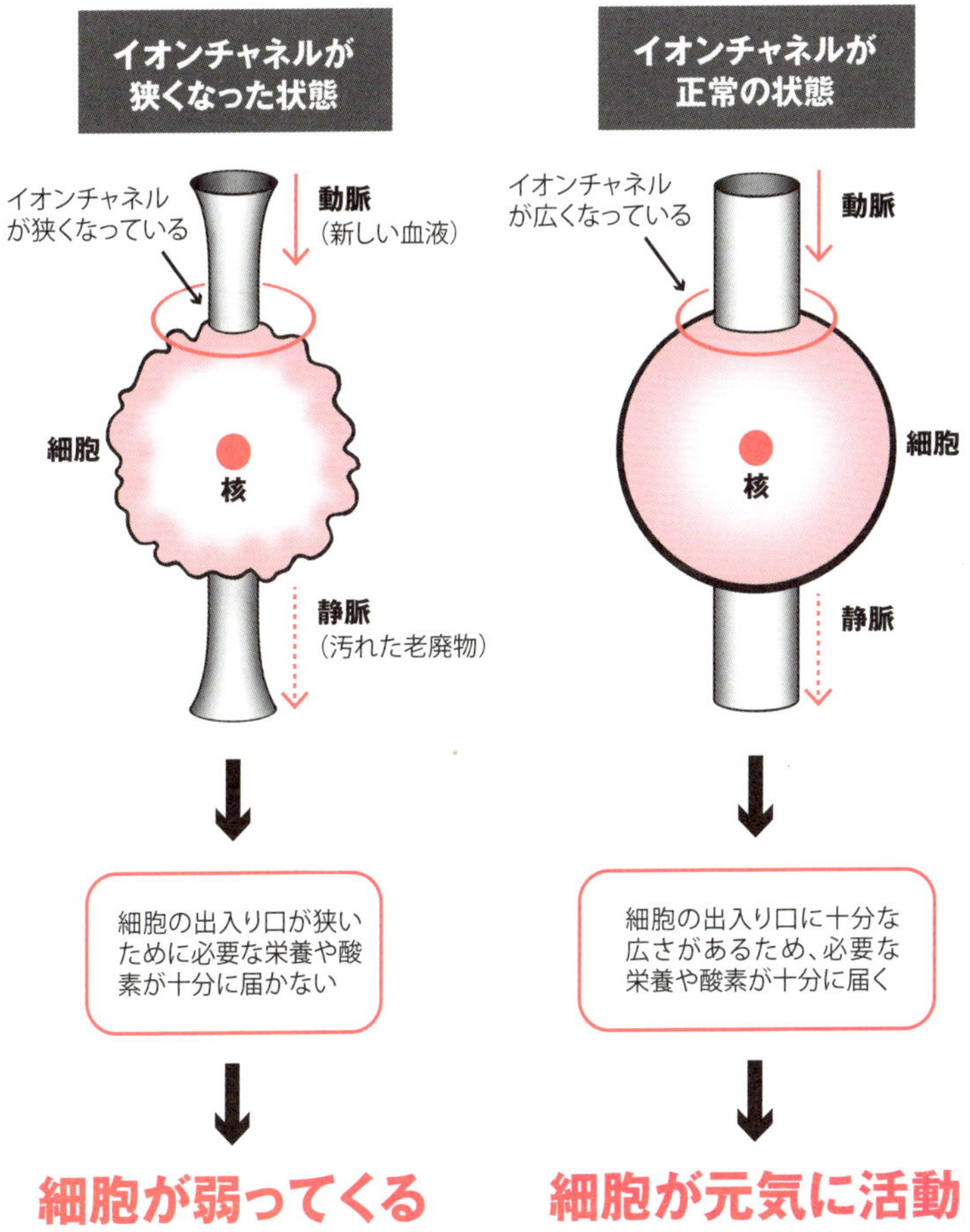

【電流刺激治療法概論（伊藤超短波株式会社）をもとに作図】

多いのです。そして、こうしたイオンチャネルが狭くなった状態が続くと、日々細胞が弱ってしまい、老化が進んだり病気に悩まされたりすることが多くなっていくわけです。

このため、細胞を元気にするには、イオンチャネルという細胞の扉をしっかり開いておかなくてはなりません。そして、何を隠そう、こうした**細胞の出入り口を広げるのに非常に役に立つのが「ふるえ」なのです**。

「筋肉」と「細胞」を目覚めさせれば寿命が延びる

なぜ、「ふるえ」がイオンチャネルの扉を開くのに役に立つのか。それは、筋肉をふるわせることで一種の電位が発生するからです。

ごく簡単に説明すると、電子レンジが温まるときのように、「ふるえ」の刺激によって電子（イオン）が発生し、その電子（イオン）の働きによってイオンチャネルの扉が十分に開くようにシフトしていく。これにより、細胞に十分な量の血液が届けられるようになり、栄養や酸素を受け取った細胞が活性化して、老化や病気に抗《あらが》う力を発揮していくようになるわけです。

だから、「ふるえ」は、体の中から熱を生み出すだけでなく、体中の細胞を元気にするのにもたいへん有効だということになります。まさに「一石二鳥」で、**「ふるえ」ひとつで「発熱力」と「細胞回復力」の両方を効率よく手に入れることができる**というわけですね。

私は、使われない筋肉の機能が低下してしまうのと一緒で、細胞の機能も普段から使われていないと低下しやすいのではないかと思っています。きっと、イオンチャネルの扉が狭くなってくる現象などは、そういう「細胞の機能低下」の最たるものなのでしょう。

しかし、「ふるえ」を活用すれば、「使われないまま機能が低下した筋肉」だけでなく、「使われないまま機能が低下した細胞」をもしっかりと目覚めさせていくことができるのです。

そして、そうやって「筋肉」と「細胞」を目覚めさせれば、熱がどんどん生産され、全身の細胞がイキイキと働くようになって、老化を防ぐ力、病気を防ぐ力がアップしていくことになるわけです。

老化や病気を防ぐだけではありません。このように全身の「筋肉」と「細胞」が正常に機能するようになれば、私は寿命を延ばしていくことも十分に可能だと思っています。

だって、みなさん考えてみてください。

先にも述べたように、熱はわたしたち人間の活力エネルギーの源泉です。その活力エネルギーがどんどん生産されて、新鮮な血液に乗って全身の細胞に送り届けられるのです。そのうえ、イオンチャネルの開いた全身の60兆個の細胞がそのエネルギーをスムーズに受け取って、さまざまな臓器を元気に働かせるようになっていくのです。このように活力や元気に満ちた状態を普段からキープできれば、病気につけ入るスキを与えることなく、より長くより健康に人生をまっとうしていけるようになるのも当然なのではないでしょうか。

私は、**熱をしっかりとつくり出し、細胞をしっかりと働かせることが健康長寿のいちばんの秘訣**だと考えています。

ですからみなさん、ぜひとも先に紹介した「ぷるトレ」を毎日の習慣にし、熱を生み出し、細胞を活性化させて、老化や病気を防ぐ力をしっかり高めていくようにしてください。そのうえで、これからの人生をいつまでも健やかに長生きできるようにシフトしていきましょう。

人生の幸せは「熱」によってつくられる

私は、人生の幸せの多くは「熱」によってつくられると思っています。

ちょっとみなさん想像してみてください。

これまで見てきたように、体の中からしっかり熱を生み出していれば、病気や老化、痛みや苦しみなどに悩まされることもなく、健康長寿を実現して末永く人生を輝かせていける可能性が高まります。では、「ふるえ」をはじめとしたトレーニングを実践して確固とした発熱力を身につけた人と、こうしたトレーニングをまったく行なわないまま発熱力を廃れさせてしまった人との間では、その人生においていったいどのような差がつくでしょうか。

おそらく、この両者の人生にはかなりの差がつくでしょう。

かたやいつもポカポカとした温かい体を維持して、病気知らずの体、若々しい体をキープしながら長生きをしていくことができる。かたやいつも冷えや低体温に悩まされ、数々の不調にも悩まされながら、いつのまにか病気や老化を進行させてしまい、早い段階で老い衰えていってしまう……。それくらいの大きな差がついたとしてもまったく不思議ではありません。

さしずめ、前者は「温かくて健康な人生コース」、後者は「冷たくて病気がちの人生コース」といったところでしょうか。これは、前者を「健康長寿・幸せコース」、後者を「病弱短命・不幸コース」と名づけても差し支えないでしょう。すなわち、**熱をしっかり生み出しているかいないかによって、幸せなコースへ行けるか不幸なコースへ行ってしまうかが大きく左右されることになります**。

だから私は、人生で幸せになれるかどうかは、どれだけ熱を生み出せるかで大きく違ってくると考えているのです。

きっと、人の幸せとは、体の中から生み出されるものなのでしょう。**いつもポカポカとした温かい「熱」を生み出している人は、温かくて幸せな人生を送れる可能性が高くなるのです**。しかも、そういった幸せを呼ぶ「熱を生み出す力」は、自分の力で向上させていくことができるのです。

だったらみなさん、これからの人生で幸せを招き寄せるために、この力を引き上げない手はないですよね。

みなさん、発熱力は人生の幸せの大きなカギを握っているのです。ぜひこの力を引き上げて、温かな人生、幸せな人生を築いていくようにしましょう。

「熱を生み出す力」を目覚めさせて自分の人生を変えていこう

人間という生き物は「熱を生み出す生命体」です。

その生命活動のほとんどは、熱を日々効率よく生み出せているかどうかによって大きく変わってきます。

すなわち、人間は熱をどれだけ生み出せているかで強くもなれば弱くもなる。そして、それによって、その生涯をどれだけ健やかにまっとうできるかが決まってくると言っていいのです。

熱には、体を根底から変える力があります。

これまで述べてきたように、冷えや低体温に悩まされ続けてきたような人も、「ぷるトレ」などを行なって発熱力を回復させれば、それまでの悩みを克服してポカポカの体へと変わっていくことができます。

ただ、変わるのは体だけではありません。私は、熱にはその人の人生を変える力もあると考えています。

何度も述べてきたように、熱はわたしたち人間の活力エネルギーの源泉であり、わたしたちが病気や不調を乗り越えていく力の源泉です。つまり、発熱力が回復するということは、「日々を生きる活力」や「病気や不調を乗り越える力」が高まるということであり、それだけ毎日の生活や人生を力強く生きられるようになることを示しているのです。

そういうふうに「日々を強く生きる力」が高まってくれば、当然、その人の人生も変わってきますよね。

きっと、より多くの熱を生み出せるようになれば、活力エネルギーが増して、日々の仕事や生活をより意欲的、活動的に生きていけるようになるのではないでしょうか。また、不調やトラブルを乗り越える力も増して、多少の壁や困難にぶつかってもへこたれることなく、山あり谷ありの人生を力強く生きていけるようになるのではないでしょうか。

ですから、ぜひみなさんも、「発熱力」を回復させ、「人生を強く生きる力」を回復させて、自分の人生をよりよい方向へと変えていくようにしてください。

発熱力は、どんな人にももともと備わっている機能です。どんなにしつこい冷えや低体温に悩まされてきた人でも、この機能がまったく備わっていないということはありません。

これまでなかなか熱を生み出すことができなかった人は、もともと備わっている産熱機能を眠らせてしまっていただけ。眠らせていたから、ずっと本来の力を発揮できずにいただけなのです。

産熱機能をしっかりと目覚めさせれば、本来の体の機能を目覚めさせ、本来自分に備わっていたはずの「人生を強く生きる力」を目覚めさせていくことができるはずなのです。

だから、体を内側から目覚めさせて、自分を変えていきましょう。

「芯から冷え切っていた体」を「芯からポカポカと温まる体」に変えて、生まれ変わっていきましょう。

「熱」というエネルギーには、わたしたちの体を変え、わたしたちの人生を変えていくだけの大きな力があるのです。

そんな大きな力が眠っているのに、ろくに使わずにいるのは「宝の持ち腐れ」というもの。宝箱のフタを開け、大きな力を目覚めさせて自分のためにできるだけ活用していくようにしましょう。

人は熱をどれだけ生み出せているかで強くもなれば弱くもなるのです。

みなさん、どうせなら熱の力によって「強さ」を身につけていきましょう。病気や不調が寄りつかない強さ、人生を健やかにまっとうしていくことのできる強さを身につけていきましょう。

その力はみなさん全員に備わっているのです。

さあみなさん、体の内側から熱を生み出して、よりよく生きるエネルギーをみなぎらせていきましょう。そして、これからの自分と自分の人生を存分に輝かせていこうではありませんか。

おわりに

「おぎゃ～！」と元気に生まれてきた男の子には生まれつき奇形がありました。

生命の誕生に喜んでいた母親と生まれてきた男の子に放たれた親族からの第一声は、「これはお前の子じゃない！」でした……。

これは、今から40年以上前、1978年5月12日の産婦人科であったお話です。

私は、生まれつき骨盤に穴があき、腰椎は癒着し、肋骨は肺の方にへこみ、人前で裸になることはほとんどない人生を歩んでいます。

何度も自分に「なぜこんな体で生まれてきたのだろう」と問いかけ、悩み苦しみました。

しかし、そんな体に生まれてきて、心から笑ったことがない私を支えてくれた言葉がありました。

「神様は乗り越えられない試練は与えない！」

この言葉に出会い、私は私に関わる全ての人を笑顔にさせる方法がきっとあるに違いないと前向きに考えて生きられるようになりました。自分が笑うことは難しいかもしれないけど、人をサポートして笑顔にすることはきっとできる、と。それが私が整体・鍼灸師を目指したきっかけかもしれません。


そのような私ですので、健康には人一倍、気をつかうようになりました。

みなさんもご存じのとおり、日本には本当に山ほどの健康法があふれかえっています。毎年、何千冊もの健康書が出版されています。それも「1ブック、1テーマ」で。

世の中のどの健康法が私に合っているのだろうと、本を読んでありとあらゆるものを試しました。

「体温を上げる健康法」「血流をアップさせる健康法」「免疫を向上させる健康法」

「神経を若返らせる健康法」「痛みの軽減を目的とする健康法」などなど。

しかし、ふくらはぎをもんでも、腎臓をもんでも、空腹にしても、何かが足りないのか、すぐに効果を実感できる健康法は私の体には見つかりませんでした。

もしかしたら、世の中にある健康法は私には合わないのかな、と悲観的になったこともありました。

そんなある日、仕事で体を酷使し続けたせいで高熱が出てしまい、体がふるえだし、自分の意思では体を動かすことができなくなりました。布団にくるまり、熱で朦《もう》朧《ろう》としながら「もう、死ぬのかな」と思いました。

しかし、翌日にはすっかり熱が引き、体中、汗だらけになった私の体は元どおりに回復し、それどころか、すがすがしささえ感じられるほどになっていました。

昨日の苦しみはなんだったのだろう……そう振り返った私の頭に、ふと、ある考えが浮かびました。もしかしたら、人には生死の危険を感じたときに筋肉をふるえさせて体温を上げ、血流の増加を促し、体を回復させる機能があるのではないか。ピンチのときに体をふるえさせ、体を守る「沈黙の筋肉」があるのではないだろうか……。

そのような考えから出発して、多くの文献を読み漁り、それを自らの施術に応用していく過程で、私はひとつの結論に至りました。筋肉には「さわれる筋肉」と「さわれない筋肉」があり、後者を覚醒させ、「冷えない体」をつくることができれば、多くの病気を未然に防ぐことができるに違いない。本書にも記したとおり、この考えは年を追うごとに自信から確信へと変わってきています。

これからの時代、健康に人生を送るには、「どう生きるか」ではなく、「どう筋肉を使うか」が大事なのです。

最近は、私と同じ骨の奇形を持って痛みを抱える患者さんには私の体をさわらせ、「先生も変形しているけど、何も痛くないから、一緒に治していこう」と言っています。

いまだから言える言葉があります。生んでくれた両親に「自分を生んでくれてありがとう」と。

そして、最後になりましたが、雨の日も風の日も来院してくれる患者さんたち、悩みを抱えた患者さんにまるで家族のように接してくれる院のスタッフのみなさん、いつも仕事ばかりの私を支えてくれる私の家族。元気を与えないといけない側の私が逆に元気をもらえて、毎日気持ちよく医療という仕事を続けていけているのは、みなさんのおかげです。「本当にありがとうございます」とこの場をかりて、感謝の意をお伝えいたします。

この本を読んでいただいたみなさんの中で、自分の体について何か困った問題を抱えている方は私に会いにいらしてください。あなたが治らないのは治らないのではなく、「正しくさわってもらってない」だけなのですから。一緒に「冷えない体」を手に入れましょう！

私が生まれた5月12日はフローレンス・ナイチンゲールと同じで「看護の日」に制定されています。私も命ある限りナイチンゲールのように生涯を通して患者さんを救っていきます。

高林孝光

高林孝光（たかばやし・たかみつ）

1978年5月12日(看護の日)、東京都生まれ。

アスリートゴリラ鍼灸接骨院院長。

『冷えない体』をアスリートに手に入れてもらいたいという想いから、体温を自分でコントロールできる方法を模索。寒い時に、勝手に体がふるえて体温を上昇させる自律神経性の発熱に着目し、運動神経を利用して筋肉を『ふるえ』から『ふるえさせる』ことによって体温をコントロールする運動神経性の発熱法『ふるえトレーニング』を考案し、その普及に努めている。東京都足立区の院には、世界で活躍するアスリートから冷え症に悩む人たちまでが幅広く訪れている。主な著書に、『腱鞘炎は自分で治せる』(マキノ出版)、『五十肩はこう治す！』(自由国民社)、『自分で治す！腱鞘炎』(洋泉社)など。

ホームページ http://www.hiza2.com

ぷるトレ
一瞬で体がポカポカになる、ふるえトレーニング

2018年12月19日　第1刷発行

著　者　高林孝光

発行者　土井尚道
発行所　株式会社　飛鳥新社
〒101-0003東京都千代田区一ツ橋2-4-3
光文恒産ビル
電話（営業）03-3263-7770（編集）03-3263-7773
http://www.asukashinsha.co.jp

編集協力　高橋明
ブックデザイン　長坂勇司
挿　画　丸口洋平

印刷・製本　中央精版印刷株式会社

ISBN978-4-86410-654-2

編集担当　畑北斗